机器人辅助腹腔镜
复杂病例手术汇编

艾 星　贾卓敏　王保军 ◎ 主编

科学技术文献出版社
SCIENTIFIC AND TECHNICAL DOCUMENTATION PRESS
·北京·

图书在版编目（CIP）数据

机器人辅助腹腔镜复杂病例手术汇编 / 艾星，贾卓敏，王保军主编. —北京：科学技术文献出版社，2023.2

ISBN 978-7-5189-9946-0

Ⅰ.①机… Ⅱ.①艾… ②贾… ③王… Ⅲ.①机器人技术—应用—腹腔镜检—外科手术—病案—汇编 Ⅳ.① R656.05-39

中国版本图书馆 CIP 数据核字（2022）第 243758 号

机器人辅助腹腔镜复杂病例手术汇编

策划编辑：王黛君　　责任编辑：张凤娇　　责任校对：王瑞瑞　　责任出版：张志平

出　版　者	科学技术文献出版社
地　　　址	北京市复兴路15号　邮编 100038
编　务　部	（010）58882938，58882087（传真）
发　行　部	（010）58882868，58882870（传真）
邮　购　部	（010）58882873
官 方 网 址	www.stdp.com.cn
发　行　者	科学技术文献出版社发行　全国各地新华书店经销
印　刷　者	中煤（北京）印务有限公司
版　　　次	2023 年 2 月第 1 版　2023 年 2 月第 1 次印刷
开　　　本	710×1000　1/16
字　　　数	158千
印　　　张	12.75
书　　　号	ISBN 978-7-5189-9946-0
定　　　价	135.00元

编委会

编　委：艾　青　中国人民解放军总医院泌尿外科医学部

　　　　高　峰　中国人民解放军总医院泌尿外科医学部

　　　　李志辉　中国人民解放军总医院泌尿外科医学部

　　　　罗　潇　中国人民解放军总医院泌尿外科医学部

　　　　吕香君　中国人民解放军总医院泌尿外科医学部

　　　　马　重　中国人民解放军总医院泌尿外科医学部

　　　　倪　栋　华中科技大学同济医学院附属协和医院泌尿外科

　　　　沈　诞　中国人民解放军总医院泌尿外科医学部

　　　　王希友　中国人民解放军总医院泌尿外科医学部

　　　　王　毅　中国人民解放军总医院泌尿外科医学部

　　　　徐衍盛　中国人民解放军总医院泌尿外科医学部

　　　　张　鹏　中国人民解放军总医院泌尿外科医学部

各位同仁：

近三十年，泌尿外科微创技术发展迅猛。腹腔镜技术以创伤小、恢复快等优势在泌尿外科中广泛应用及推广，迅速改变了我国传统泌尿外科诊疗模式。21 世纪初，随着机器人手术平台的出现及应用，使得泌尿外科微创化的治疗模式进一步加强，日趋精准化、个体化。

自 2007 年，中国人民解放军总医院引进国内第一台达·芬奇机器人手术平台以来，当前我国大陆地区已安装 284 套达·芬奇机器人手术平台系统，且有众多国产机器人手术平台，如微创、精锋等已完成了临床试验验证，为机器人手术的应用推广奠定了硬件基础。

十年前，我和国内泌尿外科同仁们奋勇当先、开拓进取、不断探索机器人辅助技术在泌尿外科的应用。经过众多泌尿外科专家的不懈努力，泌尿外科机器人常规手术，如机器人肾部分切除术、前列腺癌根治术等手术步骤已经成熟化、标准化。我们团队在 2015 年编撰了《泌尿外科腹腔镜与机器人手术学》，促进了该类技术标准化和同质化发展。同期及后续有不少专家组织编写了泌尿外科机器人手术相关书籍，且各有所长，极大地丰富了泌尿外科机器人手术学的理论知识。但上述手术学多集中在常规病例，故艾星、贾卓敏、王保军等医生历时 2 年组织编写了《机器人辅助腹腔镜复杂病例手术汇编》，该书探索和丰富了特殊病例的机器人手术学内容。

该书图文并茂，小而精，实用性强，聚焦于常见病例之外的复杂病例，阐述了复杂病例的机器人手术理念和操作要素，为拓展泌尿外科机器人手术的应用范围贡献了一己之力。我很荣幸为广大读者推荐此书。

    当然，由于时间仓促，尚有不少特殊病例未能纳入，望再版时充实提高！

中国科学院院士 王红旭

壬寅年冬于北京

　　腹腔镜技术是 20 世纪医学发展过程中重要的里程碑，具有创伤小、痛苦少、恢复快、效果好等优点。而进入 21 世纪，基于腹腔镜技术的基础，由美国 Intuitive Surgical 公司研发的达·芬奇（da Vinci）机器人手术系统的推出，进一步拓宽了微创手术的范畴，带动了微创手术的高新技术和前沿水平发展，微创外科进入了机器人时代。该系统自 2000 年开始投入临床，已经在普外科、泌尿科、心血管外科、胸外科、妇科等众多领域进行应用。我国于 2008 年由中国人民解放军总医院率先引入后，在张旭院士的带领下，将机器人手术系统与传统腹腔镜手术在泌尿外科领域的应用进行了系统探索与有机结合，形成了我国泌尿外科的微创手术技术特色。

　　机器人手术系统的优势主要体现在两个方面。

　　一是 3D 高清的视觉系统，在腹腔镜端有两个镜头，可实时采集 2 个同步画面成像于控制台的 3D 监视器上，使术者对手术视野的感受等同于开放手术，优于腹腔镜手术的平面视野，其 3D 效果也优于 3D 腹腔镜系统，因为其镜头的放大倍数为 10～14 倍，所以其对视野局部的放大可以更加精细。另外，主刀对镜头的主动控制及无颤动感，更利于主刀思维的体现，降低了助手的劳动强度。

　　二是操控系统，首先是专用的器械具有 7 个活动自由度、可以 540°转动的腕部关节，为手术带来了无与伦比的灵活性，远优于传统腹腔手术；其次是可以过滤掉主刀的手部颤抖等无效动作，使操作更加精准；再次是机械三臂的使用，使手术辅助器械更能贯彻主刀的意图，且无操作疲劳；最后是机械臂的操作空间及力度，全面强于人手所能控制的力量及范围。

张旭院士于 2015 年主编的《泌尿外科腹腔镜与机器人手术学》，详细阐述了泌尿外科常规手术的应用范围与手术方法。本书在张旭院士机器人手术技术应用的基础上，将中国人民解放军总医院收治的部分特殊、复杂病例进行汇集，详细阐述在复杂病例中机器人手术的应用技巧及思考，为大家的日常手术提供参考，不足之处敬请谅解。

目 录

病例 1

左侧复杂巨大腹膜后肿物切除术

一、病历资料

患者男性，40岁，主因体检发现左侧腹膜后占位半年余入院。

现病史： 患者半年前查体发现腹膜后占位，间歇性血压升高，最高达 170/110 mmHg，间断伴有头晕、心慌心悸不适等。于当地医院行 CT 扫描提示左侧腹膜后占位，大小约 6 cm×7 cm，呈不均匀强化。患者为求进一步治疗来我院就诊，门诊以"左腹膜后占位"收治。

既往史： 否认传染病病史，否认高血压、心脏病、糖尿病、精神病病史，否认外伤手术史。

专科查体： 无特殊。

辅助检查： 腹部 MRI（图 1–1、图 1–2、图 1–3）提示左腹膜后占位，大小约 6 cm×7 cm，肿物形态不规则，与肾静脉、肾动脉关系密切，不除外局部侵犯可能。

术后病理：（左腹膜后）嗜铬细胞瘤。

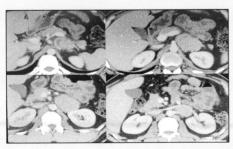

图 1-1

注：腹部 MRI 冠状位。

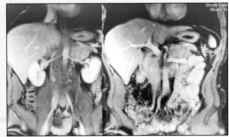

图 1-2

注：腹部 MRI 矢状位 A。

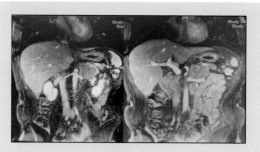

图 1-3

注：腹部 MRI 矢状位 B。

二、诊疗思路

（一）诊断

左侧腹膜后肾上腺区巨大占位，因肿瘤大于 5 cm，出现间歇性高血压发作，无满月脸、水牛背、周期性乏力，血钾正常，血儿茶酚胺阴性，目前考虑左侧嗜铬细胞瘤可能性大。

（二）治疗

依据巨大嗜铬细胞瘤的术前准备原则，应用盐酸酚苄明控制血压，盐酸酚苄明的药物剂量为 10 mg，3 次 / 日，逐渐增加至 20 mg/ 次，3 次 / 日，术前药物准备一般 2～4 周，该患者因工作原因，盐酸酚苄明药物准备 6 个月，血压、心率控制良好，鼻黏膜水肿等外周循环充盈表现明确。

（三）手术预案及术前思考

该患者为青年男性，MRI 影像检查提示肿瘤较大，边界尚可，经药物扩容及术前三天的液体扩容，已经符合巨大嗜铬细胞瘤手术指征，目前思考预案有以下几个方面。

1. 手术方式的选择

开放手术还是微创手术。结合该肿瘤特点，肿瘤部分位于肾静脉背侧，同肾静脉及肾动脉的关系紧密，且肿瘤本身血运丰富，手术操作难度极高，相比传统腹腔镜手术，开放手术可以处理深面组织，而且利用人手的灵活性，其在分离间隙方面较不可弯曲腔镜器械具有一定优势。但缺点是肾上腺位于膈肌深面，手术切口极大，且深面组织的游离有一定困难。另外，因缺少气腹压力的影响，创面极易出血，出血量可能增加。

如果采用传统腹腔镜方式，我们认为，由于操作器械的局限，手术不易完成。综合全科术前讨论意见，我们认为可以利用机器人辅助腹腔镜手术的优势，包括高清的 3D 手术视野、灵活的操作器械、气腹压下可以使静脉出血减少等，先行手术操作，游离重要血管及肿瘤边界。必要时依据肿瘤分离情况、出血情况等再改为开放手术。

2. 肾脏能否保留

该肿瘤大、位置特殊，与肾动脉、肾静脉关系紧密，且肿瘤的血管主要由肾动脉及肾静脉的分支组成，手术难度极大，肾脏保留的可能性有，但概率偏低，故术前需要同患者及家属进行充分沟通，取得知情同意。

考虑肿瘤边界情况，可能出现以下三种结果：一是肾脏保留，肿瘤完整切除；二是肾脏同肿瘤均完整切除；三是肾脏切除，肿瘤未切除。第一和第二种情况，患者比较能接受，但第三种情况也有可能发生，所以在术前取得患者和家属的知情同意非常重要，须由高年资医生与他们充分沟通。

3. 肿瘤良恶性的可能

5 cm 以上的肾上腺肿瘤存在恶性的可能，预后不佳。且肾上腺肿瘤的恶性病理诊断标准不典型，有一部分病例在初始报告时无充分恶性肿瘤证据，可能报良性结果，但随访中如发现复发、转移等情况，有再考虑改为恶性报告的情况。故该患者的术后随访非常重要。

综上所述，我们经全科讨论并同患者进行了术前沟通，患者及家属同意采用机器人辅助腹腔镜手术的方式，根据术中情况，必要时改为开放手术，以保留肾脏为主，对于前述肾脏能否保留的三种结果均能接受。该手术选择经腹腔途径更易显露肿瘤，且转开放时相对方便。

三、手术步骤

1. 患者体位：经腹腔途径，右侧卧位。

2. 打开左侧结肠旁沟（图1-4）。

3. 剪开后腹膜，进入肾脏周边间隙（图1-5）。

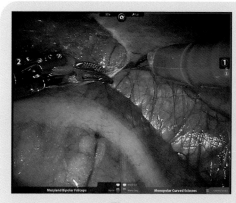
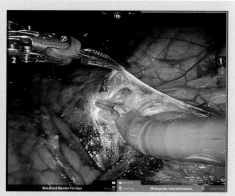

图1-4   图1-5

4. 将降结肠牵向右侧（图1-6），显露左肾静脉（图1-7）。

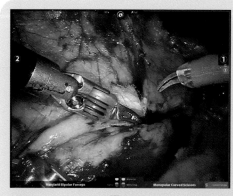
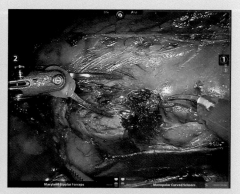

图1-6   图1-7

5. 在肾静脉下缘背侧未找到动脉，继续在上方深面寻找动脉（图1-8）。

6. 沿肿瘤右侧边缘分离组织间隙（图1-9）。

7. 沿肿瘤左侧缘分离组织间隙（图1-10）。

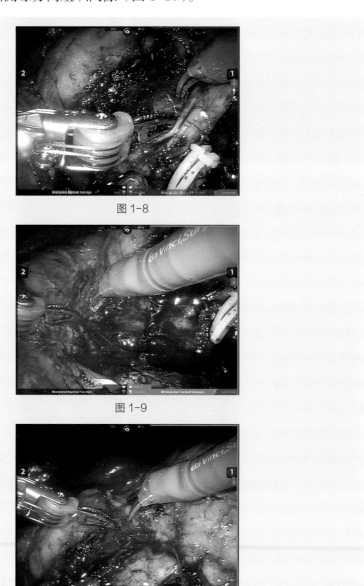

图 1-8

图 1-9

图 1-10

8. 肿瘤部分位于肾静脉背侧，结构欠清晰，分离易出血（图 1-11）。故于肾静脉深面分离肿瘤表面（图 1-12）。

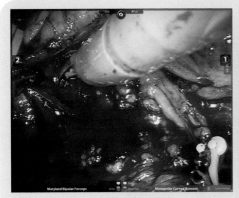

| 图 1-11 | 图 1-12 |

注：肿瘤深面结构，血供丰富。

9. 分离肾脏背侧（图 1-13）。

10. 沿背侧向头侧分离肾门区域（图 1-14）。

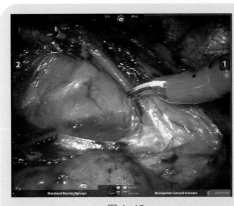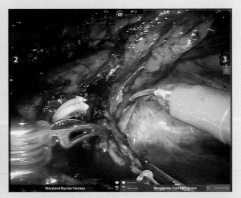

| 图 1-13 | 图 1-14 |

11. 挑起肾门后，在肾静脉背侧继续寻找肾动脉（图 1-15）。由于肿物压迫，导致肾动脉结构分离困难（图 1-16）。

12. 于肿瘤、肾门夹角处找到肾动脉，可见其已偏离正常解剖区域。（图 1-17）。

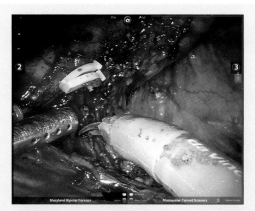

图 1-15

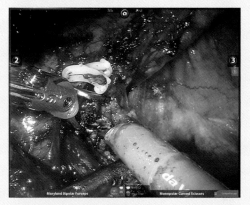

图 1-16

注：肾动脉结构复杂，分离困难。

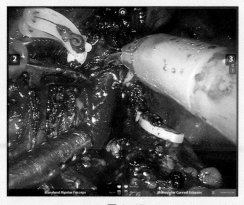

图 1-17

13. 沿肾静脉背侧继续游离肿瘤间隙（图 1-18）。

14. 游离肿瘤与肾上极之间的间隙（图 1-19）。

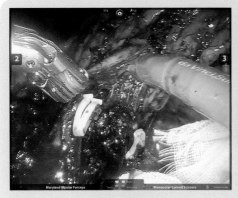 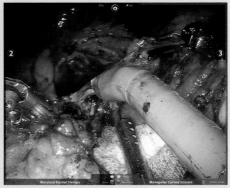

图 1-18   图 1-19

15. 继续游离肿瘤与胰尾间隙（图 1-20）。

16. 游离出静脉与肿物部分间隙（图 1-21），扩大静脉与肿瘤间隙（图 1-22）。

17. 扩大肿物与肾脏间隙（图 1-23），至暴露肾上腺组织，如图 1-24 夹子处。

18. 完全显露动脉腹侧（图 1-25）。

19. 找到由背侧发出的肿瘤供血血管（图 1-26）。

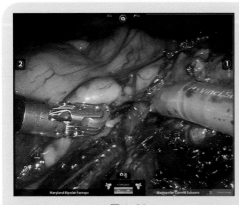 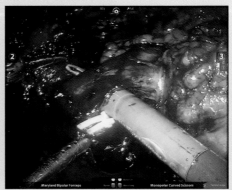

图 1-20   图 1-21

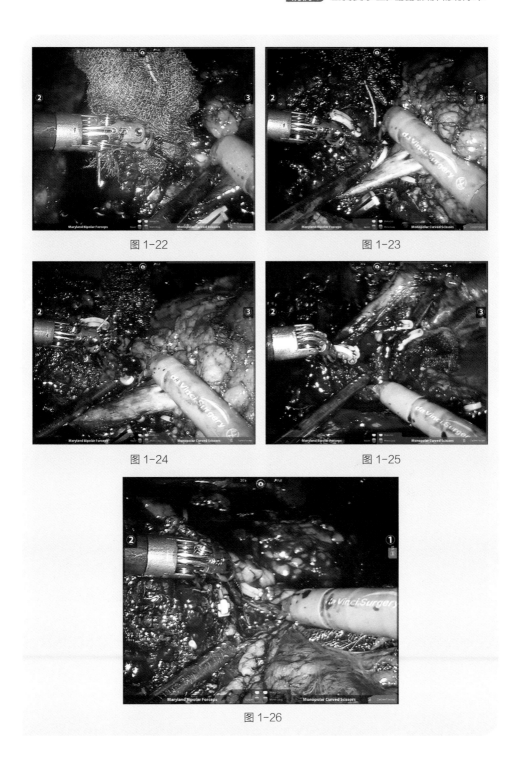

图 1-22

图 1-23

图 1-24

图 1-25

图 1-26

20. 发现肾上腺增粗的中央静脉（图 1-27）后，准备离断粗大的中央静脉（图 1-28）。

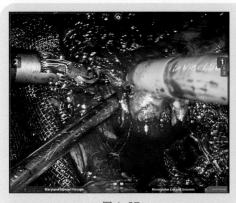
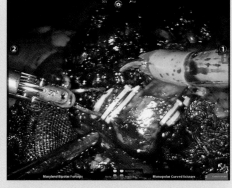

图 1-27   图 1-28

21. 离断中央静脉后，可见肿瘤与肾静脉之间的完整间隙（图 1-29）。

22. 将肿物上拉，分离肿物于肾静脉深面及肌肉之间的间隙（图 1-30）。

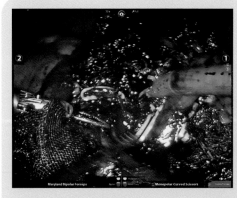
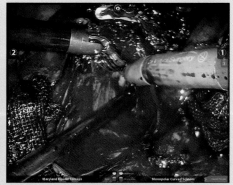

图 1-29   图 1-30

23. 成束离断血管束（图 1-31）。

24. 离断正常的肾上腺组织（图 1-32）及肿物表面供血血管（图 1-33）。

25. 逐渐离断肿瘤基底部的血管（图 1-34）。

26. 找到肿物表面动脉（图 1-35）及肿瘤基底部连接组织（图 1-36）。

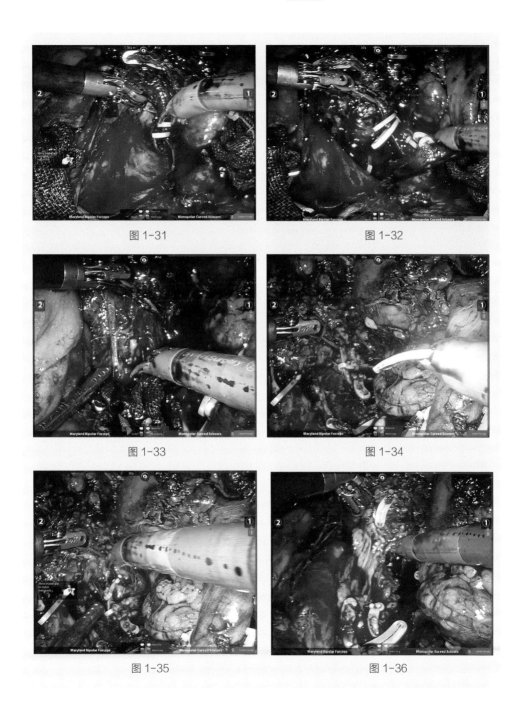

图 1-31

图 1-32

图 1-33

图 1-34

图 1-35

图 1-36

27. 完整游离肿物（图 1-37），切除肿物后的肾静脉状态如图 1-38 所示。

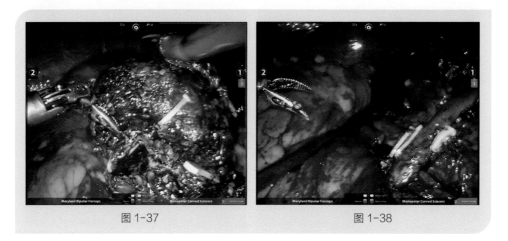

图 1-37   图 1-38

四、术后思考

依据术前诊断及手术预案，我们考虑此肿瘤切除过程中的几个关键步骤：①肾静脉与肿瘤间隙的分离；②肾动脉的游离；③肿瘤与肾脏上极间隙的分离；④肿瘤与胰尾、后腹膜间隙的分离；⑤肾上腺中央静脉的分离离断；⑥肿瘤位于静脉与动脉间部分的分离；⑦肿瘤基底部血管束的结扎离断分离。

经腹腔途径进入腹腔后，沿结肠旁沟向健侧游离结肠；打开后腹膜，在肾上腺区域找到肿瘤；先行游离肾静脉表面及肿物表面，见肿物表面不光滑，与肾静脉关系紧密，遂按预案准备先行游离肾动脉，必要时连同肾脏一并切除。在游离过程中发现，肿瘤深入肾静脉深面，在肾动脉分布的正常区域内没有找到动脉，且因肿瘤推挤，间隙结构不易辨识，我们在肾门结构不清楚的情况下，结合影像学，考虑肿瘤进入肾静脉与肾动脉之间的间隙生长，肾动脉的背侧尚清楚，遂采用根治肾切除手术的方法，先游离肾脏下极背侧，将肾脏背侧抬起，沿背侧向肾门处分离，在肾门处仔细分离后，找到肾动脉，逐渐游离动脉与肿瘤之间的间隙。如果术中需要切除肾脏，尽快阻断肾脏血供，这对控制术中出血有很大帮助。

在分离肿瘤过程中，分离与肾脏、胰尾、后腹膜之间的间隙相对容易。由于肿瘤表面易出血，期间可见部分分支血管，给予结扎。两侧分离后，肿瘤有一定活动度，再沿肾静脉表面及深面游离出肿瘤与肾静脉连接部位，我们看到有一个宽 1 cm 的组织连接，考虑其为中央静脉，可见肿瘤代谢生长旺盛，使得中央静脉明显增粗。游离出间隙后，用血管夹阻断后剪开。后证实该 1 cm 宽组织为中央静脉，我们认为此步骤也是肿瘤分离的关键步骤之一，当中央静脉离断后，借助之前分离出的肾静脉与动脉间隙，可顺利将肿瘤向头侧上提，使沿间隙游离变得相对容易。

通过既往总结的资料可知，腹膜后肾上腺区域的巨大肿瘤主要供血血管为中央静脉，肿物与肾门、腰大肌之间的交通血管。该病例在肿瘤上极有少量血管。将肿瘤提起后，分离背侧即可见成束的血管，因为间隙已经清楚，分束结扎即可，在上极处也可见与正常肾上腺组织，应用血管夹夹闭后离断即可。肿物逐渐完整游离。

病例 2

后腹腔途径右肾上腺区巨大肿物切除术

一、病历资料

患者中年男性，主因体检发现右肾上腺区巨大肿物 2 个月入院。

现病史：患者 2 个月前健康体检时发现右肾上腺区巨大肿物，外院 MRI 提示右侧肝肾间隙存在富含脂质肿瘤性占位，考虑起源于右侧肾上腺的可能性大。发病以来，患者无头痛、心慌、腰痛、腹痛、发热等不适。饮食、大小便、体重正常。

既往史：否认肝炎、结核等传染病病史，否认高血压、糖尿病、心脏病病史，否认手术及外伤史。无药物、食物过敏。

专科查体：无特殊。

辅助检查：腹部 MRI（图 2-1～图 2-3）提示：①右侧肝肾间隙存在富含脂质的肿瘤性占位，大小约 12 cm×10 cm×8 cm，考虑起源于右侧肾上腺的可能性大；②脂肪肝。

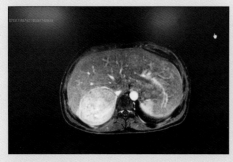

图 2-1

注：腹部 MRI 横断面。

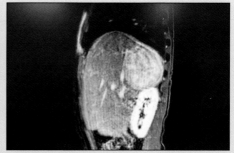

图 2-2

注：腹部 MRI 矢状面。

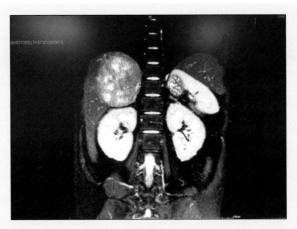

图 2-3

注：腹部 MRI 冠状面。

二、诊疗思路

（一）右肾上腺区的肿物性质和来源是什么？

肾上腺区肿物，临床上最常见的来源为肾上腺及副神经节细胞瘤。入院后完善相关内分泌检验和检查指标均在正常范围，故术前考虑肾上腺区肿物为无功能腺瘤的可能性大。

（二）手术方案如何确定？

该患者肿物位于肝肾间隙，肿物巨大，位置深在，与肝脏关系紧密。肿物血供丰富，手术切除难度非常大。

首先确定手术路径：经腹腔手术操作空间较大，但该患者肝脏尾叶大，将肿物完全覆盖，因有肝脏遮挡，经腹腔入路即使使用举肝器也无法完全抬起肝脏，暴露困难。因此，本手术决定选用后腹腔入路机器人手术。

（三）确定手术方案后，有何难点?

①后腹腔空间相对较小，机器臂活动可能受限，能否完成肿瘤切除；②该肿物巨大，血供丰富，术中如何分离和控制血管，减少出血；③肿物位于肾上腺区，经典的肾上腺三个平面是否存在；④肿物位置较高，后腹腔入路机器人的 trocar 位置是否需要改变，以适应手术需要；⑤术中是否会发生预料之外的问题。

三、手术步骤

（一）后腹腔入路机器人手术的 trocar 位置（图 2-4）

由于本病例肿物位置较高，且不需要分离肾门以下的平面，我们将经典的后腹腔入路机器人手术的 trocar 位置整体向头侧上移 1 cm，使其处于上极。

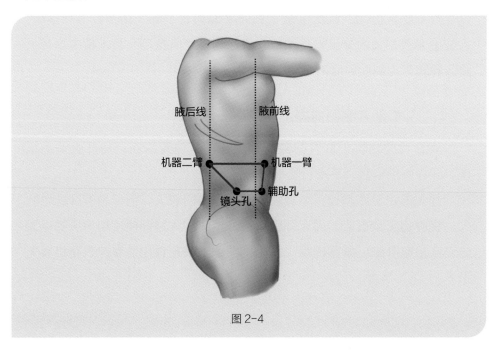

图 2-4

（二）后腹腔空间是否足够操作？

1. 建立好的后腹腔空间（图 2-5）。

2. 清理完腹膜外脂肪（图 2-6）。

3. 打开肾周筋膜（图 2-7）。

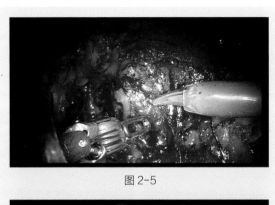

图 2-5

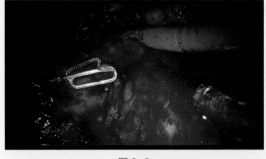

图 2-6

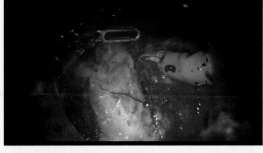

图 2-7

在手术中我们可以发现，后腹腔空间足够机器臂进行操作，不会出现机器臂"打架"的情况，且随着腹膜外脂肪的清理及肾周筋膜的打开，手术空间越做越大。

（三）对于巨大肾上腺区肿瘤，经典的肾上腺解剖是否存在？

1. 分离第一层面（图2-8）。

2. 分离第二层面（图2-9）。

3. 分离第三层面（图2-10）。

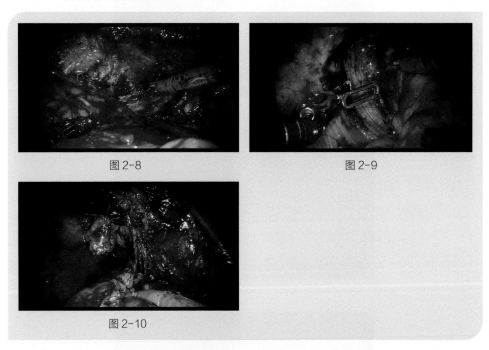

图2-8   图2-9

图2-10

术中发现，对于肾上腺区肿物，无论肿物大小如何，经典肾上腺三个无血管层面的解剖结构均存在。

（四）肿瘤血供丰富，如何分离肿瘤和控制血管？

对于巨大肾上腺区肿物，其表面血管走行较多，应首先找到肿瘤包膜与周围组织的界限（图2-11），沿肿瘤包膜表面小心钝性锐性结合进行分离（图2-12），分离出血管后使用Hem-o-Lok结扎（图2-13），尽量减少出血，保持分离视野的干净，完整切除肿物（图2-14）。对于取出肿物后的巨大创面，应冲洗后仔细检查有无出血和渗血点，仔细止血（图2-15）。

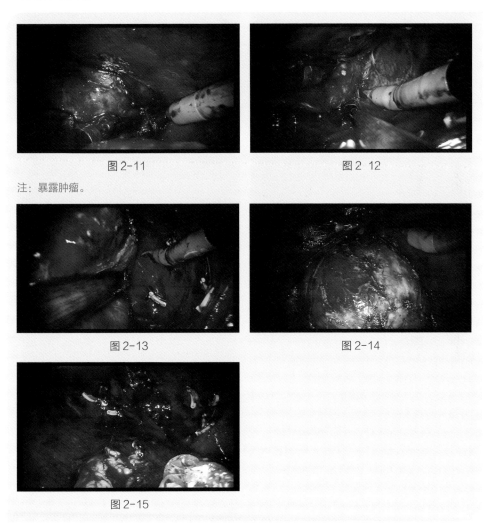

图2-11

注：暴露肿瘤。

图2 12

图2-13

图2-14

图2-15

（五）术中发现什么新问题？

术中在对肿瘤进行三个层面分离时，发现肿瘤表面与腹膜分界不清

（图 2-16），考虑腹腔来源肿瘤的可能。找到肿瘤包膜层面后打开腹膜（图 2-17），发现肿瘤与肝脏局部有紧密粘连（图 2-18），不除外肝脏来源肿瘤的可能（图 2-19）。

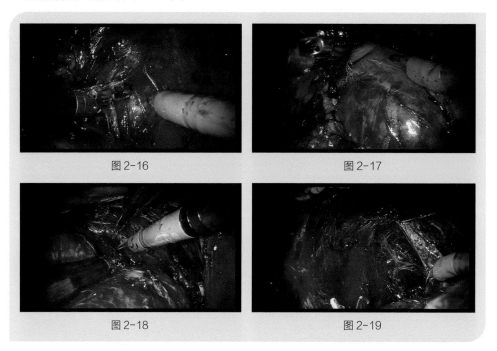

图 2-16

图 2-17

图 2-18

图 2-19

四、术后思考

（一）肿物病理

（右侧腹膜后）胞质嗜酸的上皮样细胞病变，边缘组织内可见小胆管，结合免疫组化结果，考虑异位肝，大小 11 cm×9 cm×8 cm。组织未见明确小叶及肝板结构，细胞脂肪变性及空泡状变性明显，部分细胞核大，可见双核细胞，考虑不典型增生。

异位肝发生率低，可发生于胸腔、胆囊、脐部、肝十二指肠韧带等位置，也有文献报道发生于肾上腺区。

（二）对于肾上腺区巨大肿瘤切除术的一点思考

①明确诊断，除考虑常见肾上腺来源肿瘤外，如果肿瘤与周围脏器关联紧密，应考虑其他少见来源位置可能；②完善相关内分泌检查，明确肿瘤有无功能，并进行相应的术前准备；③后腹腔入路手术对于处理巨大肾上腺区肿物有解剖结构简单、腹腔脏器干扰小等优点，后腹腔空间可以满足肿瘤分离和切除需要；④术中分离需找到肿瘤包膜正确层面，以"面"推进，分离肿瘤表面血管时应仔细止血分离，保证视野干净；⑤对于巨大肿物切除术后创面，需反复确认出血和渗血情况，仔细止血后留置引流管。

病例 3

多发异位嗜铬细胞瘤切除术

一、病历资料

患者中年男性，主因血压升高 5 年、发现肾上腺及腹膜后多发占位 1 个月入院。

现病史：患者于 5 年前体检发现血压升高，最高 160/100 mmHg，偶感头晕，无头痛、心悸、面色苍白、多汗症状，至当地医院就诊，予口服厄贝沙坦氢氯噻嗪胶囊 162.5 mg，1 次/日，酒石酸美托洛尔片 12.5 mg，1 次/日，苯磺酸左旋氨氯地平片 1.25 mg，1 次/日治疗，血压控制在 110/80 mmHg 左右。1 个月前至当地医院体检行胸腹部 CT 平扫 + 增强 + 三维重建提示右肾上腺、腹膜后多发占位，多考虑恶性病变，恶性嗜铬细胞瘤的可能；给予口服盐酸酚苄明 10 mg，2 次/日，次日增加至 20 mg，2 次/日治疗，出现心慌、乏力、神志不清伴呕吐，遂停用盐酸酚苄明。于 2018 年 1 月 20 日就诊于我院内分泌科，完善相关检查考虑嗜铬细胞瘤，并给予酚苄明 5 mg，3 次/日降压治疗。现为求手术治疗就诊于我科，门诊以"多发腹膜后肿瘤"收入我科。病程中患者无发作性心悸、面色苍白、四肢厥冷，无乏力、发作性瘫软，无脸变圆、变红，无向心性肥胖、紫纹、瘀斑。患者目前精神焦虑，体力正常，食欲正常，睡眠欠佳，体重保持在 58 kg 左右，大便 1 次/天，小便无异常。

既往史：1 个月前诊断为糖尿病，未用药物治疗，平素未监测血糖；血脂紊乱病史 1 个月，曾口服阿托伐他汀钙治疗，目前未用药物治疗；14 年前行"鼻窦炎手术"；1 年前因右手中指外伤行皮肤缝合术。否认肝炎、结核、疟疾等传染病病史，否认心脏病、脑血管病、精神疾病病史，否认输血史，否认药物、食物过敏史。预防接种史不详。

　　辅助检查：甲氧基去甲肾上腺素 16.14 nmol/L，结合肾上腺 MRI 及 ^{18}F–DOPA–PET/CT 检查（图 3–1～图 3–3）结果提示 ^{131}I–MIBG 显像阳性，入院后行头颅 CT、胸部 CT、腹部超声检查未见明显肿瘤原发灶，查血常规及血沉未见异常，不考虑转移癌及淋巴瘤。行卧立位试验未见异常，不支持原发性醛固酮增多症。行 ACTH–F 昼夜节律试验及午夜 1 mg 地

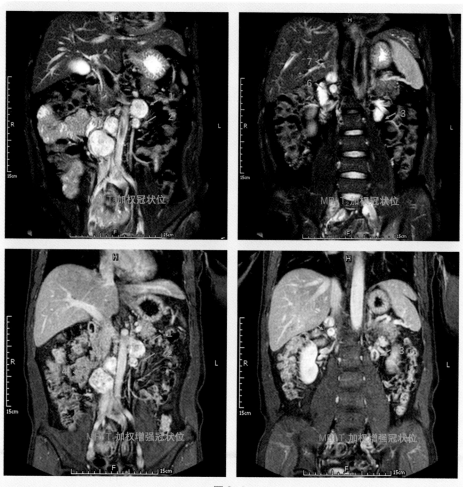

图 3–1

注：MRI 加权检查。

塞米松抑制试验未见异常，不考虑库欣综合征。行甲状腺超声、CT平扫＋增强检查未见明显异常，不考虑合并甲状腺髓样癌。故多发内分泌腺瘤2A型可能性不大。

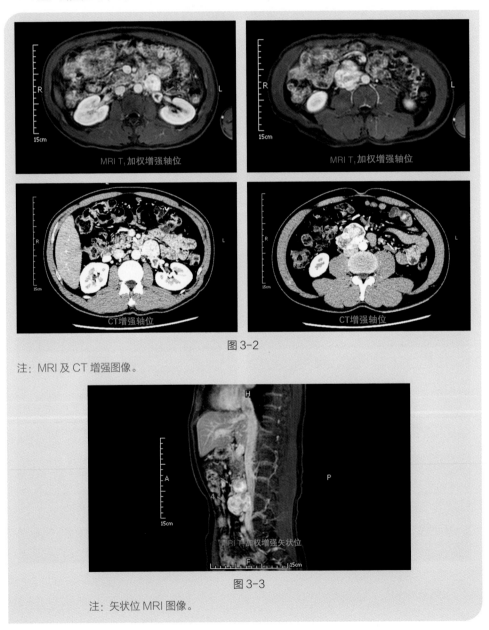

图 3-2

注：MRI 及 CT 增强图像。

图 3-3

注：矢状位 MRI 图像。

二、诊疗思路

（一）患者异位嗜铬细胞瘤的诊断及鉴别诊断依据?

嗜铬细胞瘤多位于肾上腺髓质，10% 发生于髓外组织。肿瘤持续或间断释放大量儿茶酚胺而引起持续性或阵发性高血压。患者血压平时可正常，发作时可急骤升高，也可在平时血压升高的基础上进一步升高。患者会出现其他表现，如临床典型的 "4P" 症状，即 head pain（头痛）、face pale（面色苍白）、palpitation（心慌）、persperation（出汗）。此外，患者可有高代谢的表现，体形消瘦，也可表现为高血压发作后出现低血压状态，血压的明显波动是嗜铬细胞瘤的特点。血儿茶酚胺水平、24 小时尿儿茶酚胺、VMA（儿茶酚胺代谢产物）水平可升高。嗜铬细胞瘤在肾上腺肿瘤中体积是最大的，但瘤体越大，症状越不典型，有时因供血不足瘤体内部发生坏死，影像上可表现为高密度影或者囊性变。该患者平时血压波动于 110/80 mmHg 左右，入院查体血压 130/82 mmHg，虽无典型 "4P" 症状，但外院影像学检查提示嗜铬细胞瘤可能性大，入院后监测血压并行尿儿茶酚胺、VMA 检测及间碘苄胍扫描等协助诊断。

本患者存在高血压、肾上腺及腹膜后多发占位。患者既往虽无明显头痛、心悸、面色苍白、多汗等典型嗜铬细胞瘤症状，但结果回报提示甲氧基去甲肾上腺素 16.14 nmol/L，结合肾上腺 MRI 及 ^{18}F-DOPA-PET/CT 检查结果，^{131}I-MIBG 显像阳性，考虑嗜铬细胞瘤。

（二）鉴别诊断

转移癌：是指肿瘤细胞从原发部位侵入淋巴管、血管，或经其他途径被带到它处继续生长，形成与原发部位肿瘤相同类型的肿瘤。该患者外院查腹部超声提示：①脂肪肝；②肝内低回声团，考虑血管瘤。腹部 MRI 未见异常信号影，ALT、GGT、AFP 水平升高，考虑为脂肪肝引起的肝损伤，进一步复查肿瘤标志物，并行胸部 CT、腹部超声检查排查原发肿瘤灶，进一步排查转移癌。入院后行头颅 CT、胸部 CT、腹部超声检查，未见明显肿瘤原发灶；行血常规及血沉检查未见异常。不考虑转移癌。

淋巴瘤：淋巴瘤是起源于淋巴造血系统的恶性肿瘤，主要表现为无痛性淋巴结肿大。肝脾肿大，全身各组织器官均可受累，腹膜后淋巴结是淋巴瘤常侵犯的部位，同时可伴有发热、盗汗、消瘦、瘙痒等。淋巴瘤 MRI 表现为在 T_1WI 上肿瘤信号与肝组织相比呈等信号或低信号，在 T_2WI 上可见略低于脂肪组织的高信号影，增强扫描后均有间隔样强化和斑片样强化，动态增强动脉期呈中等程度强化，强化明显不均匀。但该患者 MRI 提示右肾上腺、腹膜后多发占位呈短 T_1、长 T_2 不均匀信号灶，增强扫描后肿瘤内明显强化，且患者无发热、盗汗、消瘦等全身症状，外院检验结果未见贫血，淋巴瘤可能性小。

其他鉴别点：行卧立位试验未见异常，不支持原发性醛固酮增多症。行 ACTH-F 昼夜节律试验及午夜 1 mg 地塞米松抑制试验未见异常，不考虑库欣综合征。行甲状腺超声、CT 平扫 + 增强未见明显异常，不考虑合并有甲状腺髓样癌，故多发性内分泌腺瘤 2A 型可能性不大。但因为部分患者甲状腺髓样癌发病时间晚于嗜铬细胞瘤，所以需密切随访。

（三）术前准备

予口服盐酸酚苄明 5 mg，3 次 / 日，若无黑蒙、体位性低血压等不良反应，3 日后剂量增加至 10 mg，2 次 / 日。3～5 天后若无上述不良反应，剂量增加至 10 mg，3 次 / 日。控制目标为卧位血压 130/80 mmHg，立位血压不小于 90/60 mmHg；心率 60～80 次 / 分，血容量恢复：红细胞压积降低，肢端皮肤温暖，微循环改善。

（四）手术方案如何确定？

拟行机器人辅助腹腔镜多发异位嗜铬细胞瘤切除术，同时切除全身

7 个嗜铬细胞瘤。优先处理左侧 3 个体积较小的肿瘤，视患者情况变换体位行右侧 4 个肿瘤的切除。

三、手术步骤

1. 麻醉及导尿成功后取右侧斜卧 45° 体位，调整手术床，使患者左腰部抬高。常规消毒术野皮肤，铺无菌巾单。

2. 于脐左侧 2 cm 做皮肤切口，穿刺置入气腹针，气腹成功后，此孔作为达·芬奇系统镜头孔；在镜头孔上方分别于左侧肋缘下、左侧麦氏点、左侧髂嵴上做皮肤切口标记，为达·芬奇系统第 1、第 2、第 3 臂机械臂孔；于镜头孔左下和右下 6 cm 处分别做 12 mm 切口，标记为辅助孔。

3. 切开各标记处皮肤、皮下组织，直视下将不同的 trocar 置入上述各位点。

4. 将床旁机械臂手术系统移入位，四臂与上述相应 trocar 连接，并分别置入镜头、单极弯剪（1 臂）、双极钳（2 臂）、无创环钳（3 臂）、吸引器及辅助器械。

5. 腔镜下观察腹腔内解剖标志，松解腹腔粘连（图 3-4）后，于左侧结肠旁沟切开侧腹膜（图 3-5），进入左侧后腹腔。

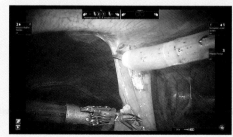

图 3-4

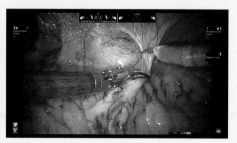

图 3-5

6. 寻及左侧肾前筋膜前方肿瘤 2 个，最大肿瘤约 2 cm×3 cm。左侧肾门下方一个肿瘤直径约 3 cm，将肿瘤完整游离并切除，将切除下来的肿瘤其放入取物袋内，取出体外，分层缝合切口（图 3-6～图 3-9）。

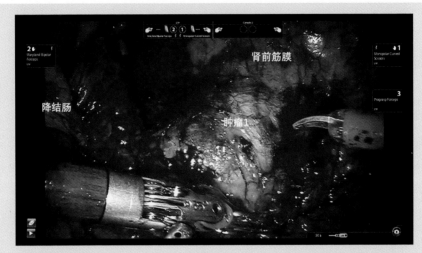

图 3-6

注：暴露肾前筋膜。

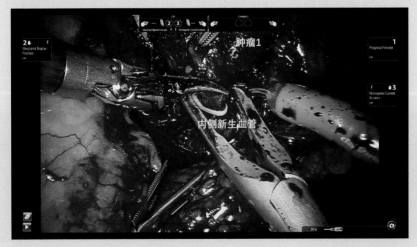

图 3-7

注：结扎肿瘤 1 基底部新生血管。

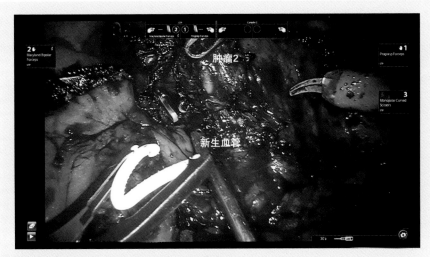

图 3-8

注：分离肿瘤 2。

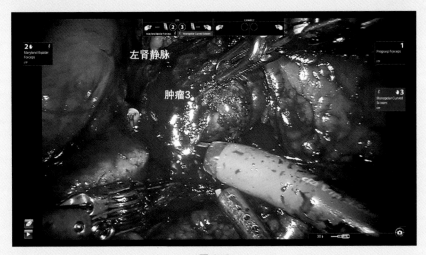

图 3-9

注：分离位于左侧肾门背侧的肿瘤 3。

7. 之后患者换左侧斜卧 45° 体位，调整手术床使右腰部抬高。将床旁机械臂系统置于患者右侧靠近腹部的位置，其中轴线与患者呈 80°～90°。

8. 打开右侧结肠旁沟，顺利显露下腔静脉。寻及右侧下腔静脉与腹主动脉表面肿瘤 2 枚，最大肿瘤 4 cm×4 cm。将肿瘤完整游离并切除，将切除下来的肿瘤放入取物袋内，取出体外（图 3-10～图 3-12）。

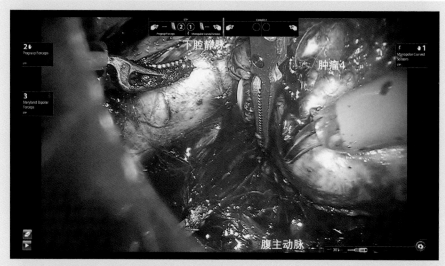

图 3-10

注：分离处于下腔静脉和腹主动脉间的肿瘤 4。

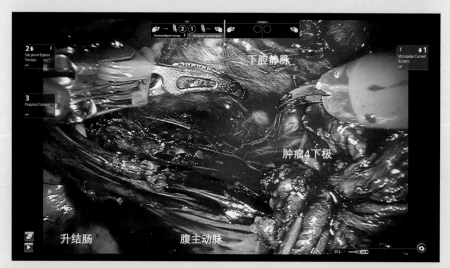

图 3-11

注：暴露肿瘤 4 基底部。

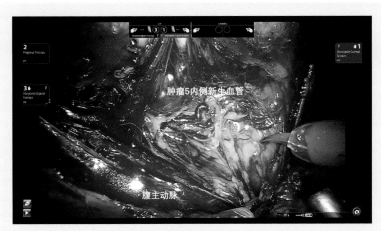

图 3-12

注：暴露肿瘤 5 内侧新生血管。

9. 由于右侧肿瘤 6 和肿瘤 7 位于肝后区域与肿瘤 4 和肿瘤 5 距离约 15 cm，为了更好地松解肝脏，暴露肿瘤，采取第三次对接机器人，将床旁机械臂系统置于患者右侧靠近肩部位置，其中轴线与患者呈 30°～45°。松解右侧肝脏，游离右侧肾上腺区 2 枚肿瘤，与正常肾上腺交界部位用 Hem-o-Lok 离断。

10. 分层缝合切口。检查术野无活动性出血后，清点器械无误，放出 CO_2 气体，拔除 trocar。清点器械、纱布无误，分层缝合切口。手术结束。术中切除标本如图 3-13 所示。

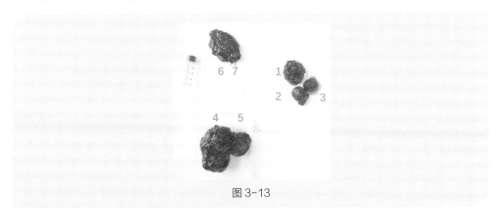

图 3-13

四、病理回报

3 个左侧腹膜后肿瘤：多发性副神经节瘤，肿瘤大者 3 cm × 2.5 cm × 1 cm，小者 2 cm × 1.5 cm × 1 cm。

4 个右侧腹膜后肿瘤：多发性肾上腺嗜铬细胞瘤，大者 6.5 cm × 5 cm × 3 cm，小者 2 cm × 2 cm × 1.5 cm；免疫组化结果：MelanA（－），Syn（＋），CgA（＋），Inhibin-α（＋），Ki-67（+2%），S-100（支持细胞＋），CK（－）。

五、术后思考

多发异位嗜铬细胞瘤的诊断、术前准备、肿瘤定位、术中操作、术后管理均需要缜密细致的工作。患者通常会出现临床典型的"4P"症状，本患者虽无典型"4P"症状，其影像学表现可有初步提示，而最近在临床上使用的 ^{18}F-DOPA-PET/CT 检查对嗜铬细胞瘤的检出有更好的提示作用，可结合血、尿儿茶酚胺水平，^{131}I-MIBG 显像进一步明确。本疾病需要与转移癌、淋巴瘤及原发性醛固酮增多症、库欣综合征、多发性内分泌腺瘤 2A 型进一步鉴别，具体的鉴别要点见前文。

完善的术前准备是手术实施的必备条件，未常规给予 α-受体阻滞剂以前，肾上腺嗜铬细胞瘤手术死亡率达 24%～50%，充分的药物准备可使手术死亡率低于 3%。术前药物准备的目标在于阻断过量儿茶酚胺的作用，维持正常血压、心率/心律，改善心脏和其他脏器的功能；纠正有效血容量的不足；防止手术、麻醉诱发儿茶酚胺的大量释放所致的血压剧烈波动，减少急性心衰、肺水肿等严重并发症的发生。此患者在当地医院曾行口服盐酸酚苄明 10 mg，2 次/日，次日增加至 20 mg，2 次/日治疗，出现心慌、乏力、神志不清伴呕吐，遂停用盐酸酚苄明治疗（起始剂量过大，后又迅速增加剂量，引起患者明显的不良反应）。服药期间饮食中增加含盐液体的摄入，可减少体位性低血压的发生，并有助于扩容。

推荐术前药物准备至少10～14天，发作频繁者需4～6周。控制目标为卧位血压低于130/80 mmHg，立位血压高于90/60 mmHg，心率60～80次/分，血容量恢复（红细胞压积降低，肢端皮肤温暖，微循环改善，轻度鼻塞、甲床红润等表明微循环灌注良好）。手术前3～5天还应开始扩容治疗，通常静脉输注晶体1000～2000 mL，胶体500～1000 mL。

拟行机器人辅助腹腔镜多发异位嗜铬细胞瘤切除术，同时切除全身7个嗜铬细胞瘤。优先处理左侧3个体积较小的肿瘤，视患者情况变换体位，行右侧4个肿瘤的切除。左侧3个肿瘤从前方和下方包绕肾门血管，需充分告知患者术中血管损伤甚至切除肾脏的风险。

变换体位后，考虑到右侧4个肿瘤分为两处，距离15～20 cm，超出机械臂的操作范围，我们使用2次连接床旁机械臂系统的方式分别处理。肿瘤第4个和第5个位于下腔静脉与腹主动脉间，肾下极水平，最大直径6.5 cm，周围有较多新生血管，是7个肿瘤中最难处理的一处，术中发现肿瘤内侧与十二指肠降部及水平部起始段关系紧密，精准分离。

术后持续进行心电图、动脉压、中心静脉压等监测，及时发现并处理可能的心血管和代谢相关并发症。术后高血压、低血压、低血糖较常见，应常规适量扩容和补充5%葡萄糖液，维持正平衡。

病例 4

经后腹腔途径腹膜后肿瘤切除术

一、病历资料

患者男性，48 岁，因阵发性头晕 2 个月、体检发现右肾上腺占位 1 个月入院。

现病史：患者 2 个月前无明显诱因出现阵发性头晕，可自行缓解，于当地社区医院就诊测血压 140/103 mmHg，考虑"高血压"予以降压治疗（具体不详），头晕症状仍间断发作。1 个月前至当地医院进一步完善肾上腺 CT 扫描提示下腔静脉与右膈肌脚之间有肿物，大小约 6.5 cm×4.7 cm，右肾上腺与肿物分界不清，肿物增强不均匀强化，考虑嗜铬细胞瘤。为求进一步治疗，门诊以"右肾上腺占位；嗜铬细胞瘤"收治入院。

既往史：否认肝炎、结核、疟疾等传染病病史，否认心脏病、糖尿病、精神病病史，否认外伤手术史。

专科查体：无特殊。

辅助检查：腹部 MRI 提示右肾上腺区肿瘤，不均匀强化，考虑嗜铬细胞瘤（图 4-1～图 4-3）。

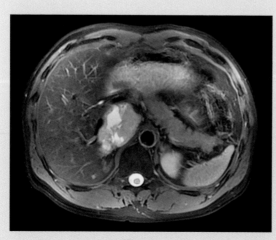

图 4-1

注：T₂ MRI 加权影像。

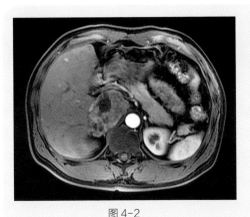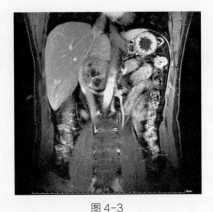

图 4-2

注：T₁ MRI 加权影像。

图 4-3

注：T₁ 增强冠状位 MRI 加权影像。

二、诊疗思路

（一）诊断

根据患者症状及查体结果，考虑右肾上腺嗜铬细胞瘤，诊断较为明确。

（二）治疗

患者右肾上腺嗜铬细胞瘤诊断明确，一般情况可，有手术指征。术前扩容、补充血容量，做好充分准备。

（三）手术方案

该患者肿瘤位于下腔静脉后内侧，且主瘤体位于肝下，位置较高。嗜铬细胞瘤血供丰富，瘤体易破裂出血，术中对肿瘤牵拉挤压等机械刺激较易引起血压剧烈波动。手术难度巨大。

根据该肿瘤位置，如果选择经腹腔入路，虽然空间较大，但是肿瘤被下腔静脉和肝脏遮挡，显露非常困难。万一肿瘤与下腔静脉之间存在粘连，极易导致严重大出血。因此本例选择腹膜后入路机器人手术。

（四）手术难点

后腹腔空间狭小，机器人镜头及机械臂体积较大，使操作空间局促。嗜铬细胞瘤血供丰富，较易破裂出血。本例肿瘤位于下腔静脉后内侧，与下腔静脉关系紧密，存在致密粘连的可能。虽然选择腹膜后入路可以避免肝脏遮挡，但是此例肿瘤最大直径超过 6 cm，在局限的后腹腔空间内，机械臂活动可能会受限。

三、手术步骤

1. 患者体位及 trocar 位置详见其他章节后腹腔镜手术常规。

2. 清理腹膜后脂肪后，纵行打开肾周筋膜（图 4-4）。

3. 游离第一无血管层面（图 4-5），即肾前筋膜与肾脂肪囊之间的间

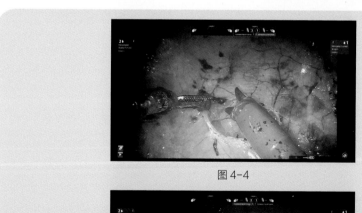

图 4-4

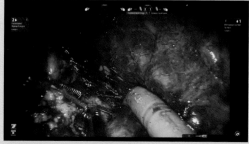

图 4-5

隙，直至显露肿瘤与下腔静脉。

4. 游离第二无血管层面（图4-6），即肿瘤背侧与腰大肌之间的间隙。

5. 游离第三无血管层面（图4-7），即肿瘤与肾脏之间的间隙。

6. 以血管夹夹闭中央静脉（近心端用2个、远心端用1个），然后离断中央静脉（图4-8）。

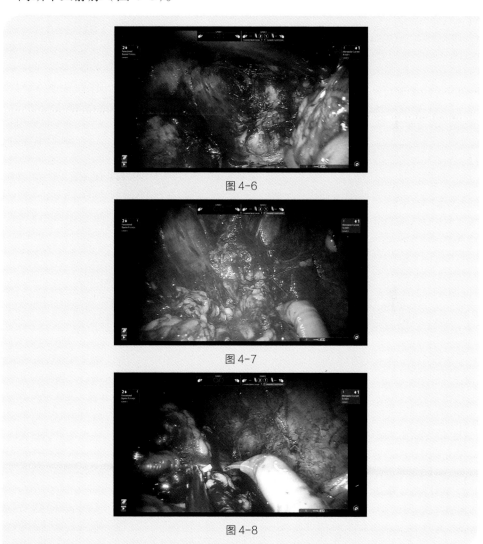

图4-6

图4-7

图4-8

7. 继续游离肿瘤与下腔静脉之间的间隙（图 4-9）。

8. 完整切除肿瘤（图 4-10）。

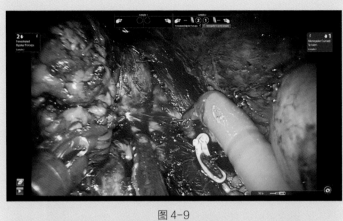

图 4-9

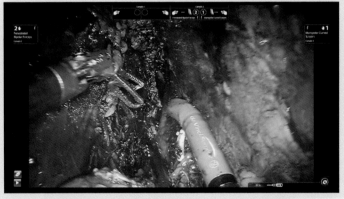

图 4-10

手术历时 77 分钟，术中收缩压波动在 100～170 mmHg，舒张压波动在 40～90 mmHg，术中失血约 200 mL；术后第二天腹膜后引流液 15 mL；第三天拔除引流管。

四、术后病理

（右肾上腺）嗜铬细胞瘤，大小 7 cm×5 cm×3 cm。

五、术后思考

腹膜后肿瘤包括但不仅限于肾上腺肿瘤，目前主要的治疗方式是经腹或经腹膜后腹腔镜下肿瘤切除术。达·芬奇机器人手术系统因为其鲜明的手术优势已被迅速应用于泌尿外科手术中，其中包括腹膜后肿瘤。机器人辅助腹腔镜腹膜后肿瘤切除同样也可选择经腹与经腹膜后入路。

经腹膜后入路机器人手术的优势：无腹腔脏器干扰，显露肿瘤更加直接，无须使用 3 号臂，减少了患者经济负担。其不足之处在于操作空间狭小、机械臂及 3D 镜头体积较大，加上瘤体占据有限空间，增加了手术难度。

经腹入路的机器人手术具有操作空间大、解剖标志清晰、可使用 3 号机械臂辅助操作、术野显露更加清晰等优势。而其不足之处在于，对腹腔脏器（如胃肠道）干扰明显，加上右侧有肝脏，左侧有胰尾和脾脏遮挡，因此显露肿瘤不如经腹膜后入路直接。此外，3 号臂的使用增加了手术费用。

针对腹膜后入路空间局限这一主要不足，我们有以下经验扩大操作空间。

1. 清理腹膜后脂肪时，在盆腔建立"储藏室"，存放腹膜后脂肪，避免后期脂肪上移遮挡术野。

2. 邻近腹膜反折背侧打开肾周筋膜，上至膈下，下至肾下极下方。

3. 保留肿瘤与膈下组织先不分离，术中起"悬吊"作用，帮助显露术野。

4. 可进一步将第一、第二无血管层面向下游离，松解肾脂肪囊，增加肾活动度，通过下压肾脏获得更大的操作空间。

美国得克萨斯州学者 Ludwig 等于 2010 年首次报道了腹膜后入路机器人辅助腹腔镜肾上腺肿瘤切除术，该研究最终入组 6 例腹膜后入路机器人辅助腹腔镜肾上腺肿瘤切除术，平均肿瘤直径 2.8 cm，最大肿瘤直径 4.3 cm。结果认为，腹膜后入路机器人辅助腹腔镜肾上腺肿瘤切除术安全可行。迄今为止，国内外报道的经腹膜后入路机器人辅助腹腔镜肾上腺肿瘤切除术，肿瘤直径均小于 5 cm，而本例患者嗜铬细胞瘤直径大于 6 cm，此次实践证明，对于直径 6 cm 的肿瘤，经腹膜后入路的机器人辅助腹腔镜手术也安全可行。

病例 5

后腹腔途径右侧肾门区肿物切除术

一、病历资料

患者女性，28岁，已婚，教师，主因发现右侧肾门区肿物9年入院。

现病史： 患者9年前因卵巢囊腺瘤行腹部CT检查提示右肾门区肿物，直径约3.0 cm（回顾阅片才发现），未行特殊处理，半年前体检发现右肾门区肿物，直径约3.0 cm，进一步行PET-CT检查提示FDG摄取增多，考虑平滑肌瘤？神经源性肿瘤？异位嗜铬细胞瘤？间碘苄胍扫描提示未见MIBI摄取阳性的嗜铬细胞瘤征象，随后在中国人民解放军某医院内分泌科住院检查后排除异位嗜铬细胞瘤。患者平素无心悸、头痛、大汗，无双下肢麻木、无力、水肿等。自发病以来睡眠、饮食可，二便正常，体重无明显变化。

既往史： 无高血压、糖尿病、冠心病病史。幼年时患肺结核，已治愈。有剖腹产手术、卵巢囊腺瘤手术史。无吸烟及饮酒史。

体格检查： 血压120/70 mmHg、心率80次/分，BMI 17.5，体型偏瘦，无向心性肥胖、满月脸、水牛背，皮肤无痤疮、菲薄等，毛发分布正常，心、肺、腹未见异常，双肾未触及，双肾区无叩击痛，沿输尿管行径无压痛，耻骨上区叩诊鼓音，无压痛。

辅助检查： 心电图、心脏彩超未见异常。北京某医院腹部MRI提示右肾门区域肿瘤，在增强图像期可见肿瘤明显强化（图5-1），通过3D影像重建，可见肿瘤紧贴肾动脉、肾静脉及集合系统（图5-2～5-4）。我院彩超提示右肾内侧可见3.2 cm×2.4 cm低回声，边界清，形态欠规整，提示右肾内侧实性回声，不除外肾上腺来源。血、尿常规正常，高血压三项（卧位）：醛固酮 170.9 pg/mL；血管紧张素 61.2 pg/mL；血浆肾素活性 1.22 ng/mL。高血压三项（立位）：醛固酮 291.2 pg/mL；血管紧张素 100.9 pg/mL；血浆肾素活性 5.67 ng/mL。血钾 3.31 mmol/L，血肌酐 51.0 μmol/L，尿素氮 3.72 mmol/L。

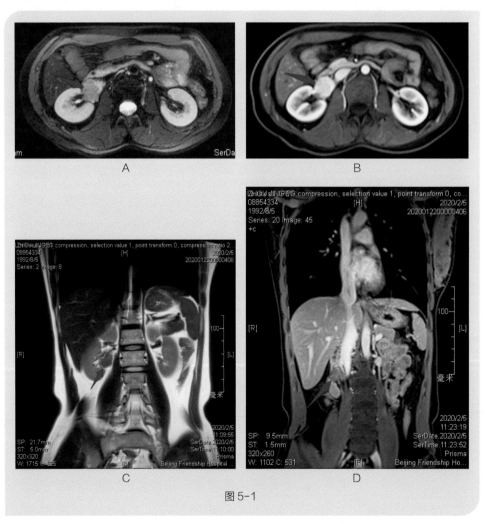

图 5-1

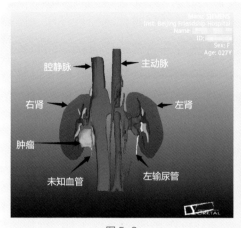

图 5-2

注：3D 图像背侧面。

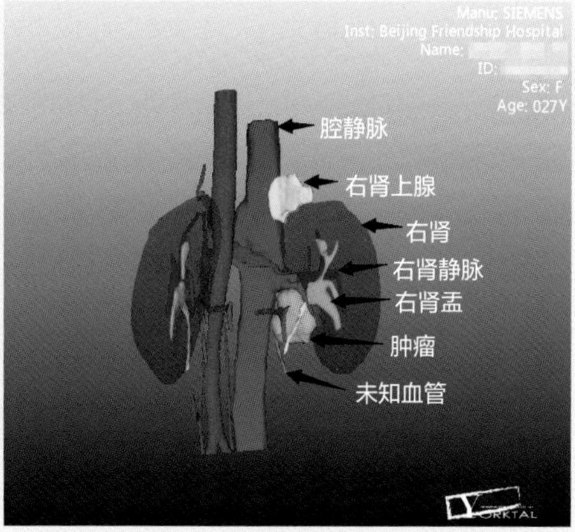

图 5-3

注：3D 图像腹侧面。

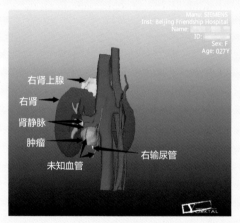

图 5-4

注：3D 图像右侧面。

二、诊断思路

目前诊断：右侧肾门区肿瘤。

鉴别诊断如下。

1.嗜铬细胞瘤 / 异位嗜铬细胞瘤：此病为肾上腺髓质或交感神经节的嗜铬细胞分泌儿茶酚胺，引起高血压及代谢紊乱症状，临床表现为阵发性高血压或持续性高血压阵发性加重，血压增高时伴有面色苍白、四肢厥冷、多汗、心悸、恶心、呕吐等交感神经兴奋的临床表现，同时还可伴有糖耐量减低、基础代谢率增高、形体消瘦等。肾上腺外的异位嗜铬细胞瘤主要位于腹膜外、腹主动脉旁。而其中功能隐匿性嗜铬细胞瘤，是指平时未表现出高血压等征象，但在严重外伤、感染、手术等应激条件下，血压可急骤升高的嗜铬细胞瘤。虽然该患者间碘苄胍扫描提示未见 MIBI 摄取阳性的嗜铬细胞瘤征象，但是不能完全排除异位功能隐匿性嗜铬细胞瘤的可能。

2. 原发性醛固酮增多症：此病由肾上腺皮质腺瘤或肾上腺皮质增生引起，醛固酮分泌增多，因醛固酮保钠排钾作用引起水钠潴留，血液容量扩张，肾素 - 血管紧张素受抑制引发一系列临床症状，主要表现为顽固性高血压、持续性低血钾、尿钾高、代谢性碱中毒、高醛固酮血症、低肾素活性等。其化验检查中以高醛固酮血症、低肾素活性为主要特征。患者平素无高血压、低血钾表现，肿瘤未位于肾上腺皮质，可排除。

3. 皮质醇增多症：此病由肾上腺皮质腺瘤或肾上腺皮质增生引起。皮质醇分泌增多，临床表现为高血压、低血钾、向心性肥胖、满月脸、水牛背、多毛、痤疮、皮肤菲薄、下肢水肿，可继发糖尿病等。患者无库欣综合征临床表现，可排除。

4. 神经源性肿瘤：发生于后纵隔脊柱旁沟处的神经鞘瘤、神经纤维瘤或节细胞神经瘤等，因肿瘤体积不甚大，可不产生神经压迫刺激等症状，因此，患者虽无神经分布区域感觉或运动异常表现，亦不能除外此类肿瘤。

5. 肾错构瘤：此病多发生于中年女性，肿瘤由成熟的脂肪组织、平滑肌及畸形血管构成。绝大多数错构瘤患者没有明显的症状，一些比较大的错构瘤，因为压迫十二指肠、胃等器官而出现消化道的不适症状。该患者不能除外。

三、术前讨论

1.肿物性质不能明确，良性可能性大，不除外恶性病变，如为恶性，可能出现肿瘤侵犯周围组织、手术切除不全、术后切缘阳性、肿瘤复发、转移等情况。为避免术后切缘阳性等，术中或行肾根治性切除。

2.肿物有无内分泌功能不能明确，如为异位功能隐匿性嗜铬细胞瘤，术中可能出现血压大幅度波动，造成高血压危象、低血压休克等。因此，术前应用药物扩容2周，口服盐酸酚苄明片10 mg/d，术前三天液体扩容1000～2000 mL/d，患者鼻塞现象明显，血压控制在100～120/60～80 mmHg、心率控制在70～80次/分。

3.肿瘤位置紧邻肾动脉、肾静脉，为避免术中出现血管损伤，备血管缝合线以修补；如肿瘤同肾门血管无法分离或出现大出血，均需行肾切除术。

4.肿瘤与肾盂输尿管关系密切，术后可能出现漏尿，输尿管继发狭窄、肾积水等。

5.如肿瘤来源于神经，术后可能出现肢体感觉或运动障碍。

手术方式预案：①肿瘤完整切除；②减瘤手术；③肾及肿瘤全切除；④肾部分及肿瘤切除；⑤输尿管损伤修补；⑥肾血管损伤修补等。

围手术期预案：严格按照嗜铬细胞瘤围手术期处理原则准备。

四、手术步骤

1.考虑到手术难度大、风险高，遂采取机器人辅助腹腔镜手术，选腹腔后入路。予动脉穿刺、深静脉置管，监测动脉压、血氧，必要时补液、输血等。备酚妥拉明、去甲肾上腺素、肾上腺素、多巴胺等，控制术中血压大幅波动。

2. 全麻成功后，患者取左侧卧位，右侧腰部抬高。

3. 以髂嵴上与肋缘下中点作为镜头孔，其左右旁开 8 cm 处为操作孔，建立腹膜后人工气腹。清理腹膜后脂肪（图 5-5），纵行切开肾周筋膜（图 5-6），沿肾后方及腰大肌向下游离（图 5-7）。

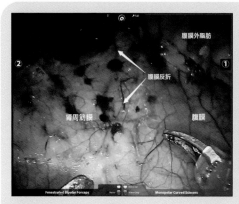

图 5-5　　　　　　　　　　　　　　　图 5-6

注：辨认解剖标志。

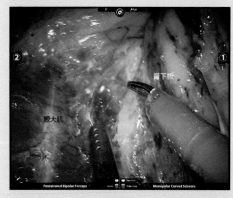

图 5-7

4. 分别找到腔静脉、卵巢静脉、肾静脉及肾动脉（图 5-8），随后找到肾盂及输尿管（图 5-9），紧贴肾下极、肾静脉下方及肾盂处找到肿瘤，肿瘤直径约 3 cm，形态欠规整（图 5-10～图 5-13）。

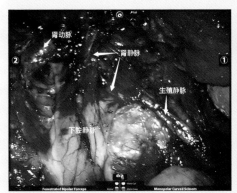

图 5-8

注：充分显露肾门区血管。

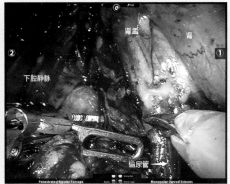

图 5-9

注：充分显露肾盂、输尿管。

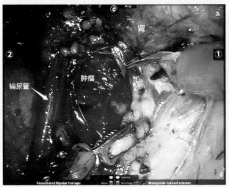

图 5-10

注：进一步显露肿瘤与周围组织器官。

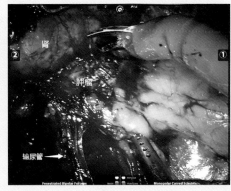

图 5-11

注：肿瘤紧贴肾下极。

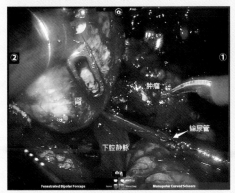

图 5-12

注：充分显露肿瘤与周围组织关系。

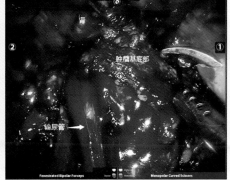

图 5-13

注：游离肿瘤。

5. 由于部分肿瘤与肾下极、肾静脉粘连紧密（图 5-14、图 5-15），界限欠清，剥离过程中少量出血，遂术中决定行肾部分切除术（图 5-16）。

6. 用无损伤血管钳阻断肾动脉并计时，将部分肾脏及肿瘤完整切除，用 3-0 倒刺线连续缝合（图 5-17），缝合完毕后用 Hem-o-Lok 固定（图 5-18），移除血管阻断夹，恢复肾脏供血（图 5-19），共阻断肾动脉约 10 分钟，术中出血不多，仅约 10 mL，手术历时约 2.5 小时，术中血压无明显波动。

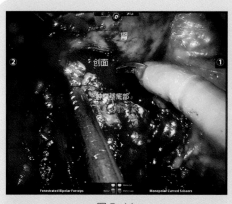

图 5-14

注：肿瘤与肾下极粘连紧密。

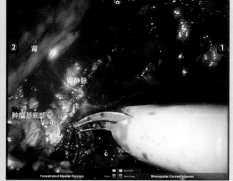

图 5-15

注：肿瘤与肾静脉粘连紧密。

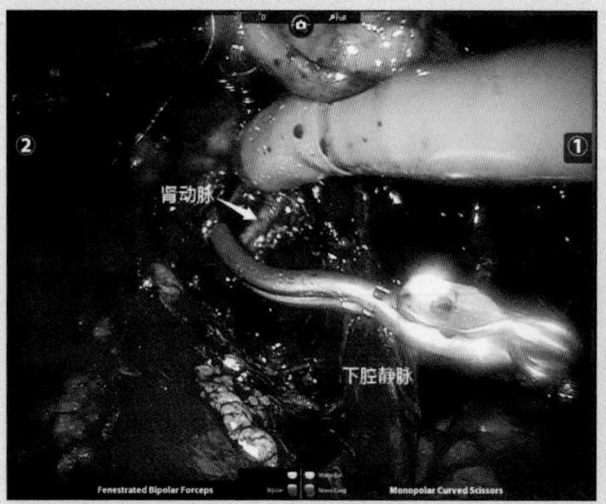

图 5-16

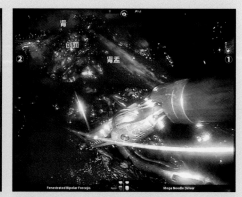

图 5-17

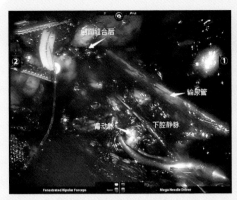
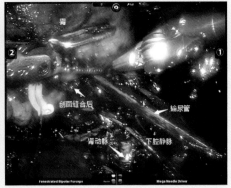

图 5-18   图 5-19

五、术后思考

术中已考虑到肿瘤位置特殊，紧邻重要血管、器官等，以及术中可能会出现肾血管、肾实质、肾盂等损伤，遂术前已做好切除部分肾脏的准备。但在术中剥离肿瘤时发现肿瘤位于肾下极偏腹侧位置，术中肾脏遮挡，操作空间狭小，部分术野暴露欠充分，如选择使用传统腹腔镜手术，手术难度会更大。得益于机器人手术操作系统具有高清的 3D 视野及灵活的机械手臂，术中充分保护了肾动脉和肾静脉，成功保留了肾脏，手术出血不多、肾动脉阻断时间不长、肾脏创面缝合确切、未出现肾盂及输尿管损伤等，手术成功。

我们可以从中反思，如果我们选择经腹腔入路进行机器人手术，那么，视野及操作空间会更大，可能在暴露肾门、肿瘤时更有优势，让该手术可以更加完美。

病例 6

左侧肾门部囊性肾肿物切除术

一、病历资料

患者女性，50 余岁，体检发现左侧肾囊肿 10 余年，逐渐增大，1 个月前发现囊肿基底部可见结节样改变，为求进一步诊治来我院，门诊以左侧肾囊性肿物收入院。患者发病以来无腰痛、血尿、腹部肿块等表现。

既往史：既往体健。

专科查体：未发现阳性体征。

辅助检查：CT（图 6-1）和 MRI（图 6-2）提示左侧肾门处囊实性

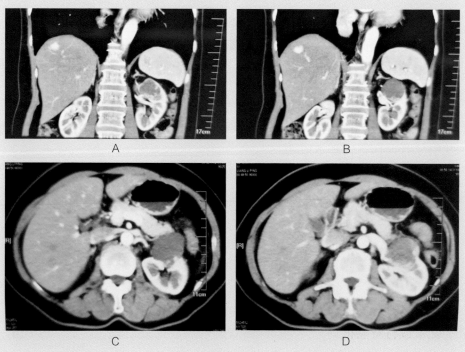

图 6-1

肿物，大小约 4.3 cm × 4.5 cm，囊内可见少量分隔，基底处可见多发结节样改变，增强图像显示结节处明显强化，肿物与肾静脉关系密切。考虑囊实性肿物。肾动脉重建（图 6-3）提示左肾动脉主干一支，进入肾脏前分为前后两支。

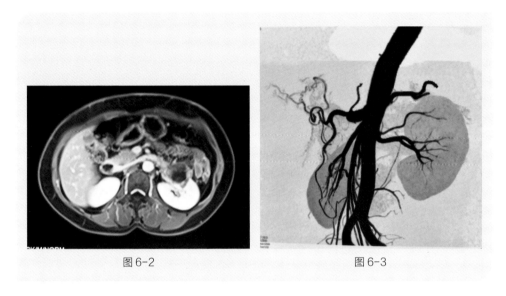

图 6-2   图 6-3

二、临床诊断

左侧肾囊实性肿物；Bosniak Ⅳ级囊实性肿物。

三、术前思考手术策略

（一）肾根治性切除术或肾部分切除术

根据 Bosniak 分级，Ⅳ级肿物恶性的可能性大，必须依据恶性肿瘤可能选择手术方式，肿物大小在 4.5 cm，符合 T_{1b} 期。依据目前临床指南，肾脏肿物大于 4 cm，可以依据肿物位置、形态等情况，选择肾部分切除术或行肾癌根治术。本病例肿物同肾门血管关系紧密，RENAL 评分

9a，ABC 评分 3H，如果行保留肾单位的肾部分切除术，具有极高的手术难度，又因肿瘤为囊实性，如果肿瘤破裂，囊液外溢对预后会产生较大影响，故行肾根治性手术可能是一个较好的选择。

但患者对于肾根治性切除具有明显顾虑，患者诉说 10 年前检查提示左肾囊肿，囊肿逐渐增大，1 个月前才发现囊肿基底有异常改变，考虑恶性可能。患者目前右肾也有小囊肿，其自己及家属担心在后续进展中右肾小囊肿如果也恶变，因左肾已经切除，右肾病变治疗可选择的方式会很被动，强烈征求是否有保肾的机会。故同患者及家属沟通后，决定行保留肾单位手术。

（二）手术方式的选择

开放手术、腹腔镜手术或者机器人辅助腹腔镜的手术。

对于复杂的肾脏肿瘤，需要在极短的时间内完成肿物的完整切除及创面的修复。因为手术器械的局限，我们认为传统的腹腔镜技术不是较好的选择。开放手术因为可以发挥人手的灵活性，可以在肿物周边的保护、肿物切除及创面修复方面相比腹腔镜具有较好的优势，可以选择，但是肾脏手术的开放手术切口较大，创伤较大，术后恢复较慢。机器人辅助腹腔镜技术，因为具有高清的 3D 手术视野及灵活可变角度的操作器械，可能更适合该患者的治疗。同家属沟通后，患者选择了机器人辅助腹腔镜手术。

（三）手术入路的选择

经腹腔途径还是经后腹腔途径?

肾脏手术途径的选择可以依据肿瘤位置、术者的习惯综合考虑，经后腹腔途径的优势是：对肠道功能影响小，肾动脉的游离阻断方便。而经腹腔途径的优势是：空间大，而且结合该病例，游离降结肠，打开后腹膜就可以看到肿物，游离处理肾门较为方便。

经综合考虑，该病例我们采用了机器人辅助腹腔镜经腹腔途径肾部分切除术。

四、手术步骤

1. 患者取右侧卧位，倾斜 70°，使用塑形垫固定体位。气腹针建立气腹，气腹压力 14 mmHg。取脐上 4 cm 腹直肌外缘置入 12 mm trocar，置入镜头，直视下分别于腹直肌外缘与肋缘下交点、平脐腋前线交点、腹直肌外缘脐下 8 cm 分别置入 8 mm 机器人手臂专用 trocar，于脐与剑突中点建立辅助孔。

2. 先行切开左侧结肠旁沟（图 6-4），将结肠游离至健侧（图 6-5）。

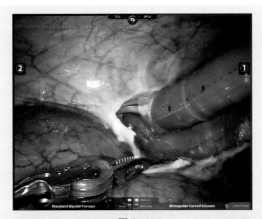

图 6-4

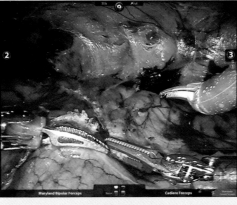

图 6-5

3. 打开后腹膜（图 6-6）。

4. 游离出左肾静脉（图 6-7）。

5. 于左肾静脉深面、生殖静脉左侧寻找左肾动脉（图 6-8、图 6-9）。

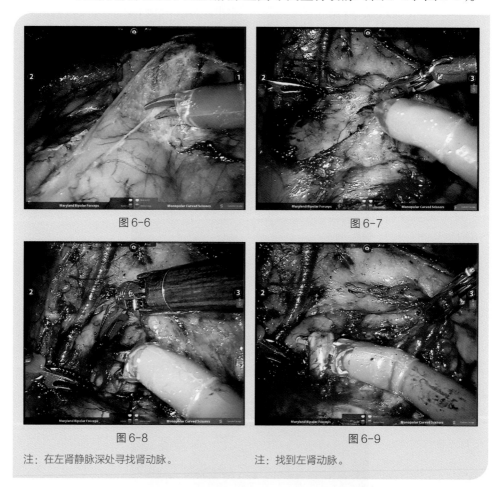

图 6-6

图 6-7

图 6-8

注：在左肾静脉深处寻找肾动脉。

图 6-9

注：找到左肾动脉。

6. 先行在不阻断情况下游离肿物基底面，应用单极和双极电凝及时止血（图 6-10）。

7. 阻断左肾动脉（图 6-11）。

8. 沿肿瘤基底部切除肿瘤（图 6-12）。

9. 应用 2-0 倒刺线 "C" 形缝合创面，采用反针连续缝合，避免缝

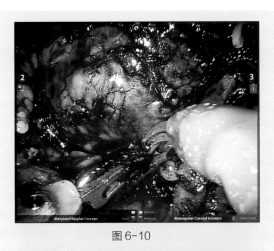

图 6-10

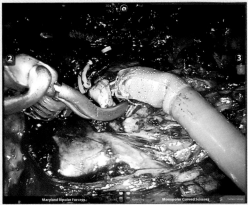

图 6-11

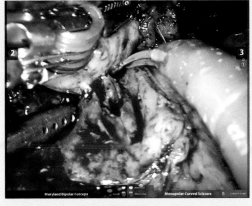

图 6-12

扎到肾静脉（图 6-13）。

10. 观察肿瘤基底面，可见切缘光滑完整，无囊内液渗漏（图 6-14）。切除时的标本如图 6-15 所示。

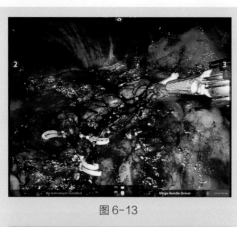

图 6-13

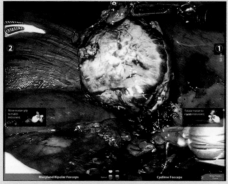

图 6-14

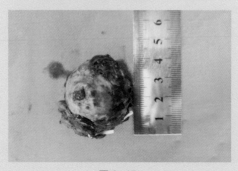

图 6-15

五、术中及术后情况

手术时间 100 分钟，热缺血时间 18 分钟，出血量 50 mL。

术后病理：左肾透明细胞癌，Furman 分级为Ⅱ级。

随访 1 年余，未见异常。

六、术后思考

囊性肾癌是含囊液成分肾细胞癌的统称，1986 年研究发现其最初病理分型，随着对囊性肾癌的认识，目前认为囊性肾癌是一种包含各种病理实体混合的肾脏肿瘤。以下肾癌均可以表现出囊性成分：透明细胞癌；乳头状癌；血管平滑肌脂肪瘤或嗜酸细胞瘤；罕见的肾脏肿瘤，如囊性肾瘤、间质瘤、管囊性癌、滑膜肉瘤和获得性囊性疾病相关性肾细胞癌；多房囊性肾癌等。肾癌的囊性表现可能是源于固有的单房或多房生长、囊性坏死，或源于先前存在的单纯性囊肿的上皮细胞。临床上应用 Bosniak 分类来评估囊性肿物的良恶性，随着欧洲泌尿外科指南及相关文献报道，Bosniak 分类进行了 2019 版的更新，结合 CT、MRI，将囊性肿物分为五级：Ⅰ、Ⅱ、ⅡF、Ⅲ、Ⅳ。其中 Bosniak Ⅰ级和 Bosniak Ⅱ级囊肿是良性病变，不需要随访。Bosniak Ⅳ级囊性肿物多为恶性肿瘤，仅有假性囊性改变。Bosniak ⅡF级和 Bosniak Ⅲ级囊性肿物因为存在良恶性两种可能，治疗及随访仍然具有挑战性。Bosniak ⅡF级和 Bosniak Ⅲ级囊性肿物的良恶性鉴别以影像学为主，MRI 可能更优。在 Bosniak Ⅲ级和 Bosniak Ⅳ级囊性肿物中，恶性肿瘤患病率分别为 51% 和 89%。不到 1% 稳定的 Bosniak ⅡF级囊性肿物在随访期间提示为恶性。12% Bosniak ⅡF级囊性肿物在随访中发现进展为 Bosniak Ⅲ级或Ⅳ级。

关于肾门部肿物的手术方式，肾门部肿瘤因为与肾静脉、肾动脉、集合系统关系密切，一直是肾部分切除手术中的难点。一是肿瘤分离过程中如何避免动脉和静脉的损伤；二是肾门处结构复杂，集合系统损伤容易术后漏尿，所以集合系统损伤后应尽可能应用 4-0 可吸收线进行修补，然后再缝合创面，这就增加了热缺血时间；三是切除肿瘤后，肾门部位出现较大范围缺损，如何修补创面；四是复杂操作如何减少肾功能的损伤。

机器人辅助腹腔镜手术系统的高清 3D 视野及机械手臂 540° 灵活的操作，使肿瘤分离难度降低，因为机器人手臂的灵活性，使集合系统的修补时间大为缩短。张旭教授提出的肾门部肿瘤"G"形缝合的方法，使创面修补变得简单容易，更加安全有效。如果肿瘤较大，可以通过集合系统低温灌注或动脉低温灌注的方法，延长可阻断时间，这对减少肾功能的损伤具有较好的效果。

术中囊液外溢也是影响患者预后的重要因素。目前，可采用的方法如下：一是留出一定的安全边距，减少切破概率，并且采用边切边吸引边凝闭漏口的方法；二是提前将囊液用吸引器完全吸除，再行游离切除肿瘤；三是部分学者提出的可以先用射频消融的方法，于囊性肿物内刺入射频消融针，高温使囊液变性后再切除肿物；四是有学者发明了一种带有双球囊穿刺针的导管，穿刺针刺入囊内，双球囊堵住穿刺点，可以避免穿刺后囊液沿穿刺针边缘外溢，待吸除囊液后切除肿瘤。

综上所述，肾门部囊性肿物的保肾手术具有一定的手术难度及风险，在机器人辅助腹腔镜下行肾部分切除术是安全可行的，该病例可供大家参考借鉴。

左肾部分切除术（双侧肾肿瘤）

一、病历资料

现病史：患者女性，62 岁，主因体检发现双肾占位入院。无发热，无消瘦，无尿频尿急，无肉眼血尿，下腹部动态增强 CT 扫描提示双肾多发囊肿，双肾癌可能性大，较大者位于左肾，4.5 cm×6.5 cm×4 cm，胰腺囊肿，符合 VHL 病表现。

既往史："小脑血管母细胞瘤"病史，已行手术治疗，术后恢复良好。

体格检查：未见明确阳性体征。

辅助检查：腹部 MRI 检查如图 7-1、图 7-2 所示。

术后病理：左肾透明细胞癌，WHO 分级 2 级，癌组织侵犯但未穿透被膜。

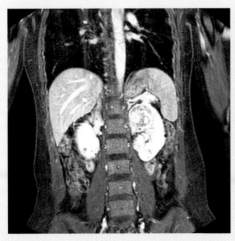

图 7-1

注：腹部 MRI 冠状面。

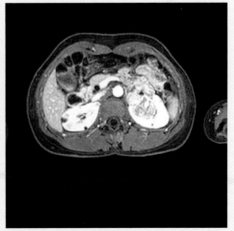

图 7-2

注：腹部 MRI 横断面。

二、初步诊断

双肾肿瘤；小脑肿瘤术后。

三、诊疗思路

患者中老年女性，体检发现双肾占位性病变，结合影像学检查考虑恶性病变可能性大，保留肾单位手术为最佳的治疗方案，在技术条件允许情况下，优先行复杂侧保留肾单位手术，如不能，则有限保护残存肾功能，先行简单侧的手术。本病例采取优先处理左肾肿瘤的方案，行机器人辅助腹腔镜左肾部分切除术（肾盂低温灌注）。

对于肾门前唇肿瘤，腹腔入路较腹膜后入路更为适宜，详细制定肾门阻断及血管保护策略，采用输尿管逆行置管低温灌注、无张力花环样缝合重建技术，最大限度保护正常肾单位功能。

在术中出现难以遏制的大出血，大血管与肿瘤紧密粘连难以分离等情况下，不除外根治性切除术可能。

四、手术步骤

1. 体位和 trocar 布局：麻醉成功后先取截石位行膀胱镜下左侧输尿管放置导管，导尿后取右侧斜卧 45° 体位，将脐左侧上方 2 cm 处作为 Davinci SI 系统镜头孔，分别于左侧麦氏点、镜头孔上方左侧肋缘下、镜头孔下方 10 cm 处的腹直肌旁做皮肤切口标记，作为 Davinci SI 系统第 1、第 2、第 3 臂机械臂孔位置，于脐下正中线 5 cm 处做 12 mm 切口标记，作为辅助孔。切开各标记处皮肤、皮下组织，直视下将不同 trocar 置入上述各位点。将床旁机械臂手术系统移入位，四臂与上述相应 trocar 连接，并分别置入镜头、单极弯剪（1 臂）、双极钳（2 臂）、无创环钳（3 臂）、吸引器及辅助器械。腔镜下观察腹腔内解剖标志，于左侧结肠旁沟切开侧腹膜，进入左侧后腹腔，显露左肾及肿瘤区域（图 7-3）。

2. 首先显露下腔静脉（图 7-4），分离肾上极（图 7-5），增加肾门区域活动度，游离肾静脉，离断生殖静脉后（图 7-6），在肾静脉深面显露肾动脉（图 7-7）。

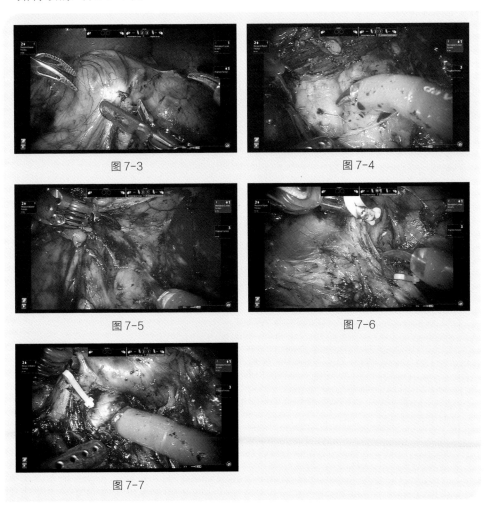

图 7-3

图 7-4

图 7-5

图 7-6

图 7-7

3. 解剖左肾中上极，发现肿瘤位于肾门腹侧上缘紧邻肾静脉，约 4.5 cm×4 cm 大小，分界尚清（图 7-8）。

4. 左侧输尿管导管内持续灌注冰盐水，置入无损伤血管夹，分别阻断肾动脉、静脉（图 7-9），将肿瘤连同周围 5 mm 正常肾实质完整切除（图 7-10）并放入取物袋中。

5. 可吸收线缝合创面内粗大血管断端及开放的集合系统（图 7-11），用 0 号倒刺线结合止血纱布"花环状"缝合创面（图 7-12），并用 Hem-

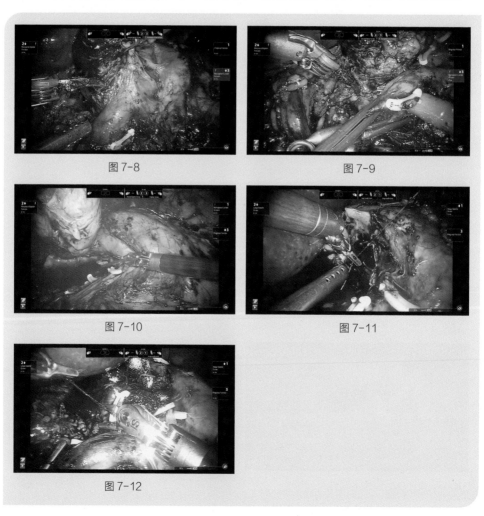

图 7-8

图 7-9

图 7-10

图 7-11

图 7-12

o-Lok 加固缝线。

6. 去除无损伤血管夹，恢复肾脏血供，创面无明显出血（图
7-13），热缺血时间 49 分钟，撤除机械臂及各 trocar，逐层缝合各切口，
手术结束。

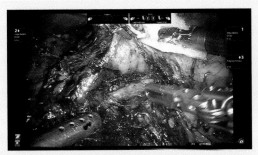

图 7-13

五、术后思考

双侧肾癌发病率较低，占肾细胞癌的 1%～5%，常见于家族性遗
传病，如 Von Hippel-Lindau 综合征（VHL 病）、遗传性乳头状肾癌
（HPRC）等。

手术治疗是肾癌主要且有效的治疗手段，保留肾单位手术是双侧肾
癌治疗的首选方式。但如何在保留肾功能和完整切除肿瘤之间达到一个
完美平衡，对于泌尿外科医生是一个重大挑战。针对不同患者应制定不
同策略。手术方式的选择要根据患者肿瘤大小、部位、数量，以及术者
手术能力和经验来决定。目前，对于双肾肿瘤是否该同时完成双侧手术
无统一结论。国外的一项研究对比了同期手术（18 例）与分期手术（5
例），结论为同期手术切除是安全有效的，预后无明显差异。国内专家
学者多倾向于采取分期手术，认为其可减小术后急性肾衰竭的风险。为
最大限度保留肾功能，术中可采用肾低温保护技术，目前常用的有：
①肾表面冰屑低温法；②输尿管逆行置管灌注法；③肾动脉灌注法。

随着机器人手术广泛开展，其对比传统腹腔镜手术及开放手术的优势逐渐被大家了解。微创、裸眼 3D 高清放大视野、540° 灵活机械手腕使肾部分切除术获得了更精准的切除、更低的缝合难度、更短的热缺血时间，为双侧肾癌的手术治疗创造了更宽广的治疗空间。

病例 8

右肾癌根治性切除术（部分切除后复发）

一、病历资料

患者中年男性，52 岁，主因右肾部分切除术后，体检发现右肾肿物 2 月余入院。

现病史：患者 2 年前因体检发现右肾肿瘤（2 cm × 3 cm × 1.5 cm）于我院行后腹腔镜下右肾部分切除术，术后病理提示透明细胞癌 II～III 级，未侵及肾被膜及脂肪囊，切缘阴性。2 个月前体检超声提示右肾肿瘤。MRI（图 8-1、图 8-2）提示右肾中上极占位（1.9 cm × 1.7 cm × 1.4 cm）伴周围增大淋巴结，考虑复发；右后腹壁肿物，考虑转移。肺部 CT 未见异常。经评估后拟行右肾根治性切除术。

辅助检查：MRI 影像资料如图 8-1、图 8-2 所示。

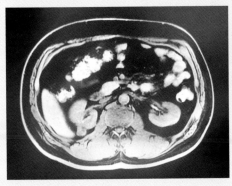

图 8-1

注：术前右肾肿物 MRI 影像。

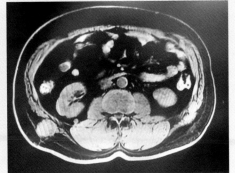

图 8-2

注：术前腹壁转移病灶 MRI 影像。

术后病理：右肾透明细胞癌Ⅲ级，局部呈肉瘤样癌伴大片坏死，癌组织侵犯肾被膜及脂肪囊，未见明确脉管内癌栓。输尿管断端、肾盂及肾上腺均未见癌组织累及。（腹壁肿物）癌结节组织伴坏死，周围可见部分横纹肌组织。

二、诊断

右肾癌部分切除术后复发伴右后腹壁转移；2型糖尿病；高血压。

三、术前讨论及手术预案

患者52岁，既往有高血压、糖尿病病史，控制尚可，2年前因右肾癌行后腹腔镜下右肾部分切除术，现考虑原位复发且伴右后腹壁转移，未提示其他位置转移，可安排肾切除并行后腹壁肿物切除术。由于行肾部分切除术时经后腹腔操作，术后后腹腔及肾蒂位置存在粘连，此次手术可采取经腹腔机器人手术或经腹开放手术。患者肾蒂位置存在粘连，手术需谨慎处理，备开放。

四、术中实际操作与预案吻合情况

（一）体位和trocar布局

麻醉成功后，将患者转至60°～70°左侧卧位，建立气腹后于脐右侧2 cm上方腹直肌旁处放置12 mm套管，作为机器人镜头臂通道。右侧锁骨中线、肋缘下方2 cm处，距离镜头套管8 cm放置8 mm套管，作为2号臂通道。于腋前线附近，距离镜头套管8 cm处放置8 mm套管作为1号臂通道，1号臂通道、2号臂通道与镜头通道形成以镜头通道为顶点的等腰三角形，顶角在90°～110°。1号臂通道在腹直肌侧缘的投影处再放置一个8 mm

套管，作为3号臂通道。于脐正中稍下方放置12 mm套管，作为助手通道。

（二）手术步骤

1. 在肾周筋膜前层和结肠融合筋膜之间的少血管间隙平面游离，使升结肠肝曲依靠重力作用移向腹部中线（图8-3）；锐性分离下腔静脉和十二指肠降部融合筋膜之间的解剖间隙，将十二指肠推向内侧。充分显示肾脏和下腔静脉（图8-4）。

2. 沿腔静脉向肾蒂方向游离（图8-5）。

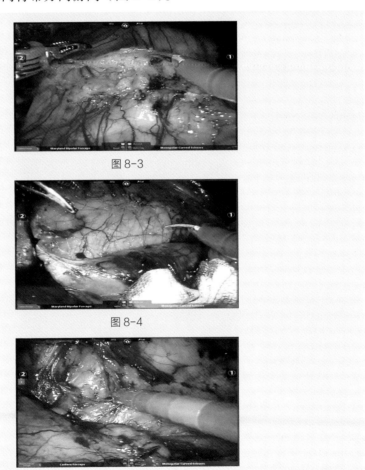

图8-3

图8-4

图8-5

3.腔静脉外侧暴露肾动脉困难，由腔静脉内侧暴露肾动脉（图 8-6）并阻断（图 8-7）。

4.阻断异位静脉及肾静脉（图 8-8、图 8-9）。

5.阻断腔静脉外侧肾动脉（图 8-10）。

6.处理肾上极，游离肾上腺（图 8-11）。

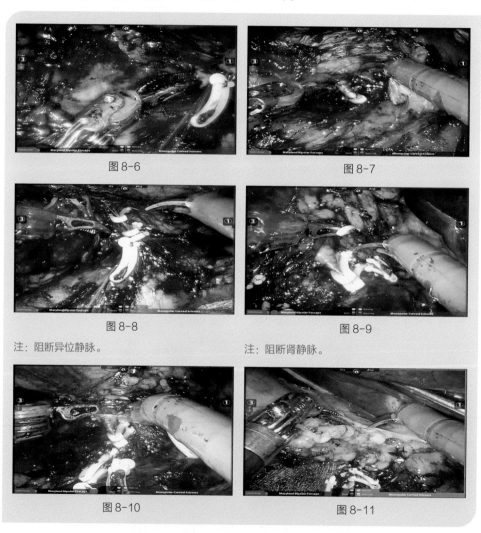

图 8-6

图 8-7

图 8-8

图 8-9

注：阻断异位静脉。

注：阻断肾静脉。

图 8-10

图 8-11

7. 暴露肾上腺中央静脉（图8-12），将肾上腺充分游离。

8. 游离肾下极，暴露输尿管并结扎（图8-13）。

9. 切除与腰大肌粘连处（图8-14），显露腰大肌平面（图8-15）。

10. 游离肾脏外侧平面（图8-16），完整切除肾脏及肾上腺。

11. 切除后腹壁肿物（图8-17）。

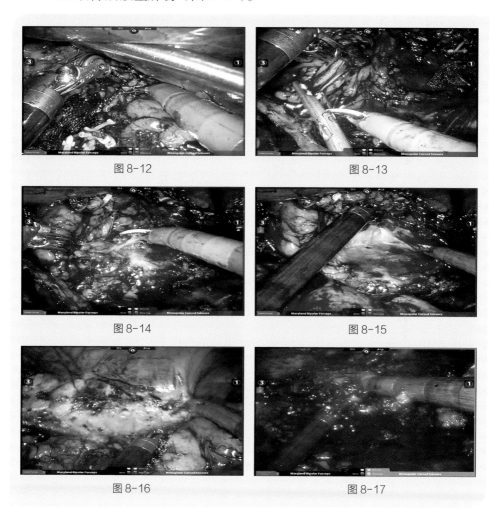

图 8-12

图 8-13

图 8-14

图 8-15

图 8-16

图 8-17

12. 取出标本、止血：将标本袋置入腹腔，将切下的右肾、右肾上腺和腹壁肿物通过标本袋完整取出。检查创面无活动性出血点，在肾窝处放一乳胶引流管，逐层缝合切口，手术结束。

五、术后思考

对于 T1a 的肾肿瘤，肾部分切除术为首选治疗方案，肾部分切除术最明显的优势在于能最大限度地保存肾功能，但同时存在术后切缘阳性、局部复发或进展可能。多项研究表明，高分级为重要的复发因素。此外，切缘阳性与复发也密切相关。一些研究表明，切缘阳性与肿瘤分期、肾脏评分、帕多瓦评分、C- 指数无关，与手术方式无关，反而肿瘤越小，发生切缘阳性的可能性越大，可能与肿瘤越小导致其假包膜形成不完全有关。

肾透明细胞癌诊断时，部分患者已发生远处转移，最常见的转移部位为肺、骨、肝脏、脑、甲状腺。腹壁皮下转移很少见，多提示预后差，生存期明显缩短。一般来说，有 4 种可能机制可以用来解释：潜在肿瘤直接播散；手术时肿瘤细胞种植；淋巴传播；血行传播。该病例腹壁肿瘤部位为行肾部分切除术时取出肿瘤通道的位置，因此，可能为首次手术时肿瘤细胞种植所致。

后腹腔镜途径肾肿瘤合并同侧肾上腺肿瘤切除术

一、病历资料

患者中年男性，主因体检发现左肾肿物 3 天就诊。

现病史： 患者入院 3 天前在当地医院体检发现左肾肿物，当时无腹痛、腹胀，无肉眼血尿等不适。于当地医院行双肾增强 CT 提示左肾混杂密度肿物，大小约 4 cm×5 cm。未进一步诊治，就诊于我院。

查体： 未见阳性体征。

既往史： 高血压病史 12 年，口服苯磺酸左旋氨氯地平片，血压控制良好。

辅助检查： 血常规生化正常，高血压三项（血清醛固酮、肾素、血管紧张素）均在正常范围。泌尿系超声：左肾中极实质低回声肿物图像，大小约 5.1 cm×5.2 cm，轮廓规整，内部回声不均，可见多个斑点状强回声，内部可见点状血流信号。双肾增强 MRI 检查：左肾中极类圆形 T_2 稍低信号，DWI（弥散加权成像）稍高混杂信号肿物影，大小约 6.2 cm×5.2 cm×4.8 cm，强化不均匀。左侧肾上腺结合部可见小结节，T_1、T_2 稍低信号结节，约 1.7 cm×1.1 cm，略有强化。影像资料提示肾上腺结节（图 9-1）和左肾中极肿物（图 9-2）。

术后病理结果： ①左肾肾细胞癌，考虑透明细胞乳头状肾细胞癌，局部伴钙化、骨化，癌组织未累及肾背膜及脂肪囊，检查见脉管内癌栓，未见明确神经侵犯；②左侧肾上腺皮质腺瘤。

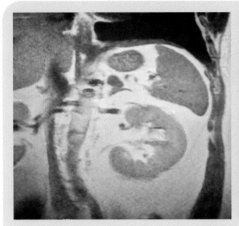
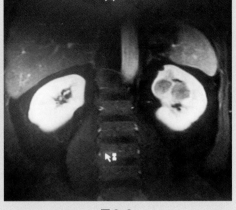

图9-1   图9-2

二、诊断、鉴别诊断

（一）诊断

左肾肿瘤（左肾癌）；左侧肾上腺肿物（无功能皮质腺瘤）；高血压病。

（二）鉴别诊断

肾细胞癌分为透明细胞癌（约占70%）、乳突状细胞癌（15%）、嫌色细胞癌（5%～10%）、集合管癌（1%）、未分类癌（罕见）5种亚型。临床上肾细胞癌常易与血管平滑肌脂肪瘤混淆，其与典型的错构瘤鉴别较容易，但如果错构瘤在CT影像上没有明确的脂肪显影，则两者鉴别较困难。肿瘤的强化特征对于两者的鉴别具有一定的价值，缺乏脂肪的肾错构瘤多强化均匀，且呈延迟强化，而肾透明细胞癌则是"快进快出"的不均匀强化，但有时仍难以做出准确的诊断。

肾上腺转移瘤最常见的原发病灶是肺癌、肾脏恶性肿瘤、黑色素瘤、乳腺癌、消化道恶性肿瘤及卵巢恶性肿瘤。原发性肺肿瘤转移至肾上腺的概率最高，胃肠癌的转移率则较低。双侧转移多见，但单侧孤立肾上腺转移也不少见，在根治性肾切除术中，如果切除同侧肾上腺，病理提示肾上腺受侵犯的发生率为 1.2%～10%。肾上腺转移瘤在 CT 上以患侧肾上腺正常形态消失、肾上腺区有大小不等的肿块为主要表现。肿瘤外形多欠光整、呈分叶或不规则状；密度多不均匀，较大者中心区域可见片状低密度囊变区，为肿瘤生长较快发生坏死所致。本病例肾上腺肿物规整，类圆形，边界清楚，可见正常肾上腺形态，且无明显强化，临床上无明显功能性表现，考虑无功能性肾上腺皮质腺瘤。

三、术前讨论、手术预案（可能有多种选择）

（一）术前讨论

诊断：根据临床表现及影像学检查，患者左肾恶性肿瘤可能性大，左侧肾上腺肿物为腺瘤可能性大，故术前诊断左肾肿瘤（左肾癌）；左侧肾上腺肿物（无功能皮质腺瘤？）；高血压。

治疗方案：根据术前影像学检查结果，肾肿瘤 TNM 分期为 $T_{1b}N_0M_0$，可行肾癌根治术或者肾肿瘤部分切除术，患者强烈要求行肾肿瘤部分切除术。手术采用机器人辅助腹腔镜模式，为微创手术，该手术方式除具有腹腔镜的微创优势，还具有更加清晰的视野和更灵活的操作方式。另外，手术方式还可以进入加速康复外科模式，术前准备无须备皮，肠道准备，术前 4 小时禁食水即可，备红细胞 2 U。术后鼓励患者 2 小时后进水，4 小时后进流食，早期下床活动。

（二）手术预案

手术采用机器人辅助后腹腔镜技术，后腹腔手术对腹腔脏器影响较小，术后恢复更快。术中需根据情况决定手术方案：如术中情况同术前判断，则行机器人辅助后腹腔镜左肾部分切除术 + 肾上腺部分切除术；如术中见肾脏多发病灶等情况，则行机器人辅助后腹腔镜左肾根治性切

除术 + 肾上腺部分切除术；如机器人辅助手术无法实施，则行开放经腰左肾部分切除术 + 肾上腺部分切除术。

四、术中实际操作与预案吻合情况

（一）体位与 trocar 位置

体位：右侧卧位，抬高腰部。

trocar 位置：髂前上棘与肋弓的中点偏左侧 2 cm 作为镜头孔，放置 12 mm trocar；平行镜头孔在左右两侧 8 cm 处，作为机器臂辅助孔，放置 8 mm trocar，左侧髂前上棘至镜头孔左侧辅助孔连线的中点为辅助孔，放置 12 mm trocar。患者麻醉后常规插管并留置尿管。采用与后腹腔镜手术一致的正侧卧折刀位，垫高腰部。常规消毒铺巾后，首先在髂骨上 1～2 cm 腋中线处做皮肤切口，用以放置镜头孔，打开腰背筋膜，用手指进行钝性分离，建立腹膜后腔隙，置入球囊扩张器，注入 600～800 mL 空气扩张后腹腔空间。在手指引导下于肋缘与髂骨中点延长线与腋后线交点处放置 8 mm trocar。放置 12 mm 镜头 trocar 后缝合固定。连接气腹机，以 1.862 kPa（14 mmHg）压力注入 CO_2。在直视下经腋后线 trocar 用吸引器钝性推开腹膜，于腋前线和中线交汇处腹侧 1 cm 置入 8 mm trocar。辅助孔 12 mm trocar 放置于髂前上棘上、镜头孔和腹侧 8 mm trocar 中点处。

（二）手术步骤

1. 建立腹膜后空间，清理腹膜后脂肪；沿肾脏长轴方向打开肾周筋膜（图 9-3、图 9-4）。

2. 在肾周脂肪与肾脏之间的平面，游离肾周脂肪（图 9-5），暴露肾动脉（图 9-6）。

3. 明确肿瘤位置，充分显露肿瘤（图 9-7），并标记切除范围（图 9-8）。

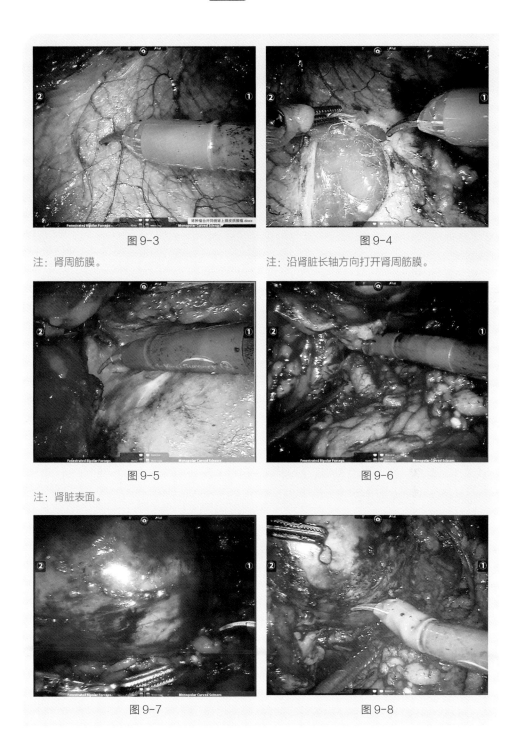

图 9-3

注：肾周筋膜。

图 9-4

注：沿肾脏长轴方向打开肾周筋膜。

图 9-5

注：肾脏表面。

图 9-6

图 9-7

图 9-8

4. 阻断肾动脉（图9-9），沿肿瘤边缘约0.5 cm切除肿瘤（图9-10），用倒刺线双层缝合创面（图9-11）。

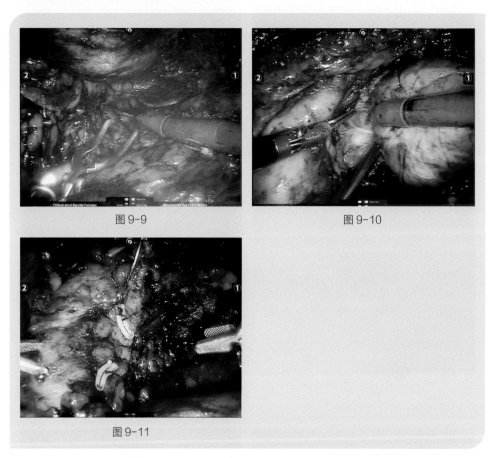

图9-9　　　　　　　　　　　　　　　　图9-10

图9-11

5. 游离肾上腺肿瘤，钳夹并切断肾上腺中央静脉（图9-12），距肿瘤边缘0.5 cm切除肾上腺肿瘤（图9-13、图9-14）。

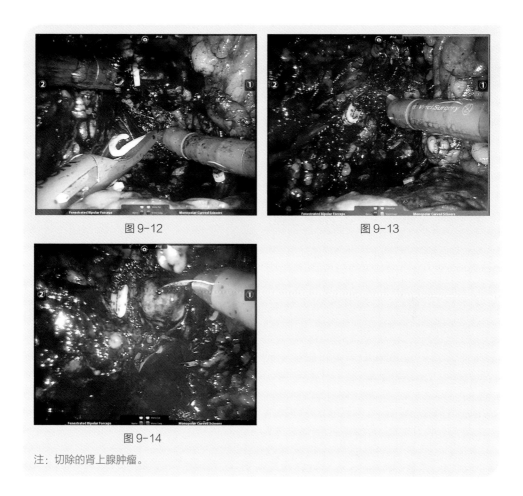

图 9-12

图 9-13

图 9-14

注：切除的肾上腺肿瘤。

五、回顾点评、文献分析

随着第一代达·芬奇手术机器人（Da Vinci surgical robot）在 2000 年 7 月出现并通过美国 FDA 认证后应用于临床，近 15 年，机器人辅助腹腔镜肾部分切除术在国内外逐渐开展起来，与传统腹腔镜相比，其更加灵活、精确、稳定及 3D 视野的特点，让机器人系统在后腹腔相对狭小的空间具有更大的操作优势。欧美国家学者更习惯经腹腔途径的手术，我国学者可能更习惯的是经后腹腔入路。后腹腔镜途径可快速进入所需的术野，对肾蒂的游离难度较小，同时减少了腹腔脏器损伤的相关风险，但其操作空间受限，术者操作时间较长容易疲惫，解剖标志不如经腹腔途径明显，立体感及视野相对较差，且肾部分切除术对于缝合技术和手术空间的要求较高，再加上肥胖患者、肾门部肿瘤、孤立性肾肿瘤等特殊因素，这些都增加了后腹腔镜途径手术的难度。但是机器人具备视野清晰、缝合精确、操作更灵活、方便等特点使其经后腹腔途径的肾肿瘤切除及肾脏创面缝合中，相比普通腹腔镜手术更为精准可靠，可减少肾脏热缺血时间、最大限度保护残留肾功能、缩短住院时间，为后腹腔镜途径的手术增加了一个更佳的选择。

该病例为肾脏恶性肿瘤合并肾上腺肿瘤，临床较为少见，术前应注意结合患者病史及影像学检查分析肾上腺肿瘤是否为肾癌转移，但肾癌并不是肾上腺转移性肿瘤的主要来源，且同侧肾癌的肾上腺肿瘤多为肾上腺的原发良性肿瘤，主要考虑肾肿瘤早期发生转移的风险性较低，并且对于肾肿瘤同时合并肾上腺原发性良性肿瘤，这类患者是否要同时进行外科治疗仍值得探讨。

病例 10

无功能移植肾切除术

一、病例介绍

患者薛某，中年男性，河北省人，47岁，慢性疾病急性发作，主因间断右侧下腹部疼痛1年余，加重1个月就诊。

现病史：患者于2000年因肾衰竭在外院行同种异体肾移植术，术后规律服用免疫抑制剂。2016年，患者因肺部感染停用免疫抑制剂后出现肾功能进行性下降，伴全身水肿、乏力及少尿，并开始血液透析治疗，每周3次。2018年，患者出现右下腹疼痛，间断发生，持续加重，为进一步诊治就诊于我院。

查体：生命体征平稳，右下腹可见一长约20 cm手术瘢痕，双肾未触及，双肾区无叩痛，输尿管走行区未见压痛，耻骨上方叩诊呈鼓音。

辅助检查：血红蛋白121 g/L，血小板129×10⁹/L，肌酐916.8 μmol/L，尿素氮24.75 mmol/L，血钾4.15 mmol/L。泌尿系超声：①双肾萎缩、双肾弥漫性病变；②移植肾萎缩、移植肾弥漫性病变。泌尿系CT平扫：①双肾萎缩样改变；②移植肾实质略变薄，肾盂增宽，肾门处条索样高密度影，考虑血管钙化（图10-1～图10-3）。

病理结果：肾组织、皮髓质结构紊乱，肾小球基底膜弥漫增厚，其中大部分肾小球有明显萎缩、硬化，部分硬化肾小球融合成片；肾小管部分萎缩、部分扩张，肾小管腔内可见均质粉染物似甲状腺样变，血管内皮肿胀、空泡变性，并见有程度不同的血管壁硬化、玻璃样变性，局部见钙化，部分血管管腔闭塞；间质有纤维化和散在灶状慢性炎细胞浸润；肾盂黏膜下水肿慢性炎症改变，输尿管断端未见著变；结合临床病史和形态符合终末肾改变,慢性移植物排斥反应,考虑为慢性活动性抗体介导的排斥反应。

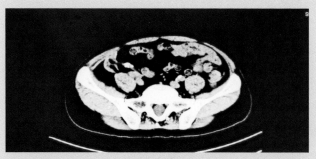

图 10-1

注:右侧髂窝可见明显钙化灶,考虑移植肾动脉钙化。

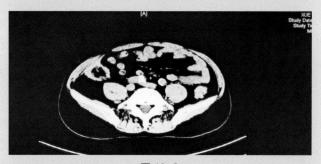

图 10-2

注:移植肾实质变薄、肾盂稍增宽。

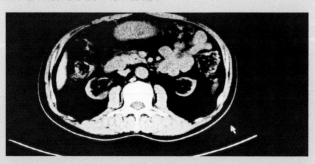

图 10-3

注:双肾萎缩样改变,双肾肾窦多发点状及小结节高密度影。

二、诊断、鉴别诊断

（一）诊断

慢性移植肾失功；同种异体肾移植术后排异反应。

（二）鉴别诊断

慢性移植肾失功（chronic renal allograft dysfunction，CRAD）是指肾移植术后 3 个月或更长时间发生的移植肾功能减退，主要表现为血清肌酐缓慢上升和 24 小时蛋白尿进行性加重，移植肾病理穿刺活检表现为肾动脉内膜增厚、间质纤维化及肾小球局灶节段硬化和萎缩，本质上属于一种慢性排斥反应。CRAD 的影响因素通常包括免疫与非免疫因素。目前明确的免疫因素包括 HLA 配型、高敏受者［群体反应性抗体（panel reactive antibody，PRA）＞10%］及早期缺血再灌注损伤；非免疫因素包括急性排斥反应（acute rejection，AR）、移植物功能延迟恢复（delayed graft function，DGF）、感染、药物中毒、高脂血症及高血压等。

三、术前讨论、手术预案

开放式移植肾切除术是临床采用最多的手术方式，也是既往传统的移植肾切除手术方式，技术成熟，效果理想。但是创伤较大，患者术后恢复较慢。

机器人辅助腹腔镜下无功能移植肾切除术是近年来开展最多的微创手术，尤其是机器人辅助腹腔镜技术，具有更加清晰的视野和灵活的操作体验，术中对于超微结构的辨别有助于更好地游离移植肾及周围的组织结构。

四、术中实际操作、与预案吻合情况

（一）术中情况

1. 患者取截石位，trocar 分布较盆腔机器人手术 trocar 分布略有改动，整体顺时针旋转 45°（图 10-4）。

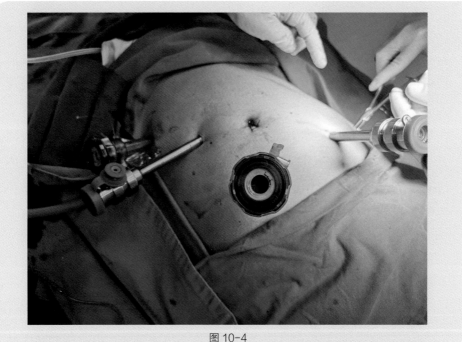

图 10-4

2. 游离移植肾动脉（图 10-5），钳夹并切断移植肾动脉，可见动脉管腔明显钙化（图 10-6），未发现明确肾静脉管腔结构；未见明显肾静脉结构；游离并切断输尿管（图 10-7）；完整切除移植肾（图 10-8、图 10-9）。

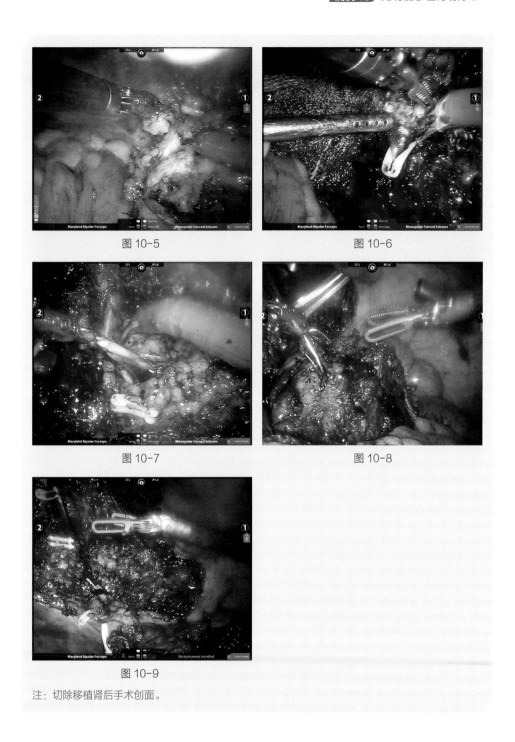

图 10-5

图 10-6

图 10-7

图 10-8

图 10-9

注：切除移植肾后手术创面。

五、术后回顾点评、文献分析

随着肾移植手术及围手术期治疗的成熟，越来越多的肾移植患者获得了长期存活。尽管如此，每年仍有相当数量的患者会出现慢性移植肾失功，可能导致肾移植失败，甚至影响患者生存，需要再次肾移植。而无法得到再次移植的患者只能再次转为透析治疗，与尿毒症期患者不同的是，他们除了透析治疗外，还需要服用一定剂量的免疫抑制剂，因此，这些患者常常要同时面对水钠潴留、贫血、低蛋白血症、心肺功能减退及免疫抑制剂的不良反应。而移植肾失去功能的患者转为透析治疗后，这种风险依然不能被避免，且免疫抑制剂的快速减量或者停用还会带来不同程度的风险。因此，切除移植肾被认为是解决该问题的有效方法。

与通常的单纯肾切除手术不同，既往移植肾切除手术被列为高危手术。传统的移植肾切除手术并发症发生率为5%～23.7%，死亡率为5.3%～9.4%，其中出血和切口感染发生率更高。且大部分患者手术部位组织粘连，解剖部位不清，增加了操作难度。术前超声、CT或MRI有助于了解移植肾周围解剖结构，术前了解并掌握移植肾与受者血管的吻合方式，有助于确定肾蒂位置，避免血管损伤。但移植肾周围粘连严重，肾实质脆弱，所以在包膜下剥离时常出血多。肾周粘连严重，解剖结构不清，造成肾蒂撕裂或滑脱也是造成大出血的原因，既往传统的开放手术都是采用边切开边缝扎的处理方法来处理关键部位。

但是随着腹腔镜、机器人等高科技产品的诞生，目前传统手术的瓶颈被打破，更加微创、精准、高效的手术技术被用于各种既往只能开放式进行的手术中。尤其对于因解剖结构不明、手术操作空间狭小而导致的操作困难大、术中出血较多等问题，都可以随着微创技术的提高而得到解决。

本例手术虽然采用了传统机器人下腹部手术的习惯体位——截石位，但是手术的 trocar 分布却进行了微调，整体 trocar 的位置较常规下腹部手术 trocar 布局顺时针旋转 15°，这是手术部位为右侧髂窝的原因，这样可以使机器人器械正对手术部位，有利于操作。术中在移植肾肾蒂血管的控制方面充分体现了机器人辅助下腹腔镜的技术优势，且经腹腔镜途径空间大，视野清晰，可避免腹膜后空间狭小等不便，更利于机器人器械的展开，也体现了机器人手术优势在外科各个领域或术式中的应用价值。但因机器人手术费用较腹腔镜价格高，患者选择机器人手术也有一定局限性。

病例 11

马蹄肾一侧肾盂癌根治术

一、病历资料

患者女性，74 岁，主因左肾盂肿瘤钬激光切除术后 1 年，肉眼血尿半年余入院。

现病史：患者 1 年前因肉眼血尿在我院就诊，泌尿系 CT 提示马蹄肾、左肾门不规则稍高密度影。行左侧输尿管软镜检查术，术中见左肾盂内多发苔藓样新生物，遂行钬激光切除术，病理提示"退变的血凝块、炎性渗出及退变坏死组织，局灶见挤压退变的尿路上皮增生及乳头状增生伴不典型性"，术后血尿好转。半年前患者再次出现间断肉眼血尿，症状逐渐加重，伴血块，无尿频、尿急、尿痛，无腰酸、腰痛，无发热、寒战等不适。

专科查体：无特殊。

辅助检查：血常规：白细胞 5.6×10^9/L，红细胞 2.9×10^{12}/L，血红蛋白 85 g/L，血小板 88×10^9/L。生化常规：尿素氮 12.01 mmol/L，肌酐 233.9 μmol/L。尿常规：白细胞 27.4/μL，红细胞 47 896.5/μL。泌尿系平扫 CT+ 三维重建（2016 年 4 月 18 日）（图 11-1）：马蹄肾；左肾门区不规则稍高密度影，考虑为肾盂增宽、密度增高所致，建议进一步检查。MRU（磁共振尿路造影，2017 年 4 月 26 日，图 11-2）：肾发育畸形 - 马蹄肾；MRU 未见尿路梗阻。

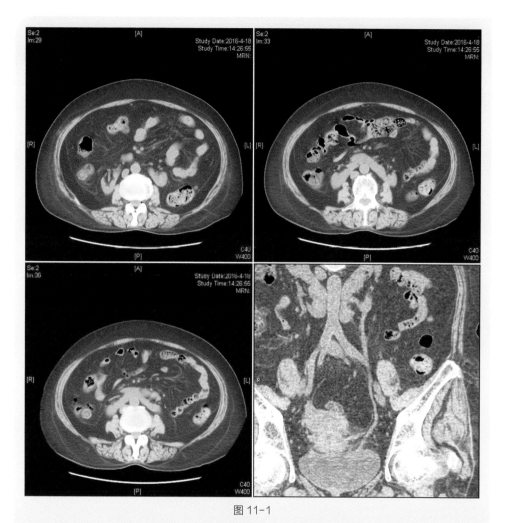

图 11-1

注：双肾体积小、位置偏低，形态欠佳，双肾下极实质相连，肾门开口向前；左侧肾门区见不规则稍高密度影，双肾实质未见明确异常密度灶。双侧肾周脂肪间隙清晰。右侧肾盂、双侧输尿管未见明显扩张、积水及结节状高密度影。膀胱充盈良好，膀胱内未见明确异常高密度影或缺损区，腹膜后未见肿大淋巴结。

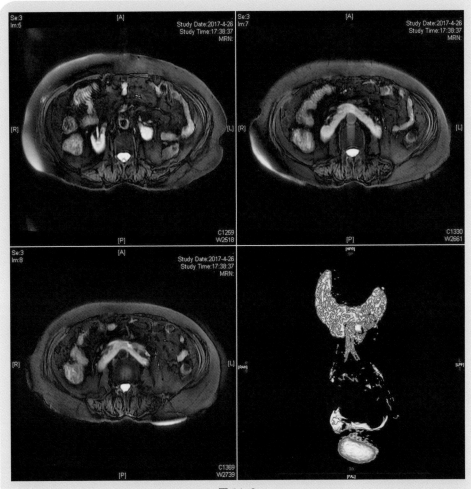

图 11-2

注：肾脏MRI水成像、MRU提示两肾小，肾门偏前外，两肾前下部融合。肾盂、肾盏无明显增宽。输尿管显示不清。膀胱未见明显异常。

二、术前思考

（一）患者血尿的原因是什么？

肉眼血尿最常见的原因是泌尿系感染和肿瘤。本例患者入院后查尿常规未见白细胞，可以除外泌尿系感染。结合病史，患者1年前在我院行输尿管软镜肾盂肿瘤切除术，术后病理提示"尿路上皮增生及乳头状增生伴不典型性"，半年前再次出现肉眼血尿，高度怀疑肿瘤复发。

（二）如何制定诊疗方案？

首先需要明确是否存在肿瘤。最便捷的方法是影像学检查。因患者肾功能欠佳，无法行增强 CT 检查，所以我们选择泌尿系 B 超和 MRU 检查。但遗憾的是两项检查均未见泌尿系梗阻及占位性病变。

输尿管软镜检查术可以更直观、更准确地发现病变，并可活检明确性质，对于本例患者不失为一种选择方案：术中如发现肿瘤，则取活检定性；患者年龄较大、肾功能欠佳，如果肿瘤单发、体积小，可行钬激光切除术；如果肿瘤多发、体积大，可取活检，根据病理结果决定下一步治疗方案。

输尿管软镜下（图 11-3）见左肾下盏及肾盂内新生物，活检病理提示"高级别乳头状尿路上皮癌"。至此，诊断明确，拟行经尿道左输尿管口袖套状切除 + 机器人辅助腹腔镜下马蹄肾左侧肾盂癌根治术。

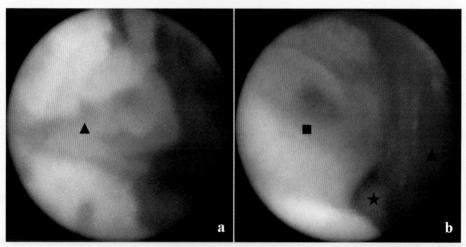

▲ 肿瘤，★肾乳头，■肾盏壁。a. 左肾盂肿瘤大部分表面光滑，局部呈水草样，直径约 2.5 cm；b. 肿瘤延伸至左肾下盏，部分与盏壁粘连。

图 11-3

（三）手术难点

马蹄肾峡部位于中线附近，解剖暴露峡部难度大，离断峡部时需准确定位，避免切入患侧肾盂而违背无瘤原则。马蹄肾血供来源较多变，多由2～3条动脉供血，峡部有独立的血供，术中寻找并控制血管过程复杂。马蹄肾位置较正常低，多伴有肾脏转位不良，肾盂朝向前方，输尿管位于外侧，解剖结构的变异使术中定位困难。本例患者输尿管软镜检查术后，肾周会有大量渗出，术野层次欠清晰，使手术更具有挑战性。

三、手术步骤

1. 患者体位及经腹腔入路的 trocar 位置（图11-4）：患者取 70° 右侧卧位，升高腰桥。

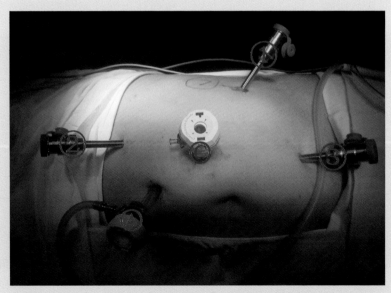

◎摄像头通道；①1臂通道；②2臂通道；③3臂通道；Ⓐ辅助孔。

图11-4

2. 于左结肠旁沟打开侧腹膜，游离降结肠（图11-5），范围上至脾脏外上缘，下至髂窝水平（图11-6），离断脾结肠韧带（图11-7）和脾肾韧带（图11-8）。

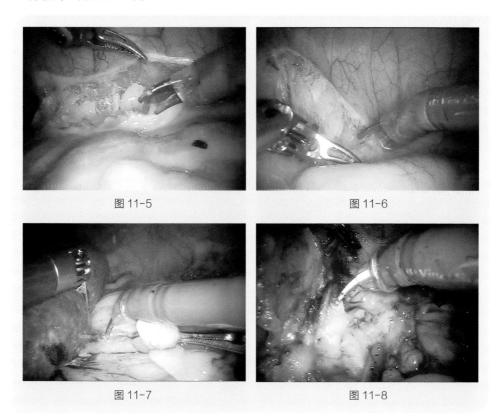

图11-5

图11-6

图11-7

图11-8

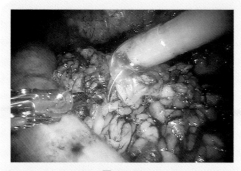

图11-9

3. 在肾周筋膜前层和结肠融合筋膜之间的平面游离，将降结肠、胰尾和脾脏推向腹部中线，显露肾脏（图11-9）。本例患者既往有2次输尿管软镜手术史，且最近一次手术为1周前，致使肾周组织粘连、渗出、界限不清，降结肠无法完全移向中线处，加上游离过程中出血明显，所以我们改变了手术策略。

4. 于肾下极附近找到生殖静脉及输尿管（图 11-10），沿生殖静脉向上游离（图 11-11）至显露肾门血管（图 11-12）。见峡部静脉汇入左肾静脉，用 Hem-o-Lok 夹闭后剪断（图 11-13）。于左肾静脉深部游离显露肾动脉，见多支动脉供应左肾，分别用 Hem-o-Lok 夹闭并剪断（图 11-14～图 11-17）。游离左肾静脉（图 11-18），用 Hem-o-Lok 夹闭并剪断（图 11-19）。

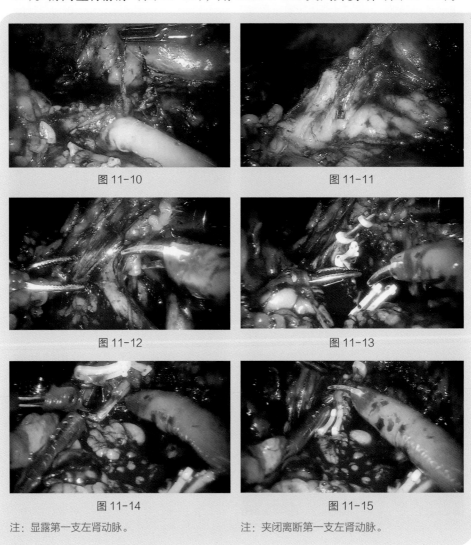

图 11-10

图 11-11

图 11-12

图 11-13

图 11-14

注：显露第一支左肾动脉。

图 11-15

注：夹闭离断第一支左肾动脉。

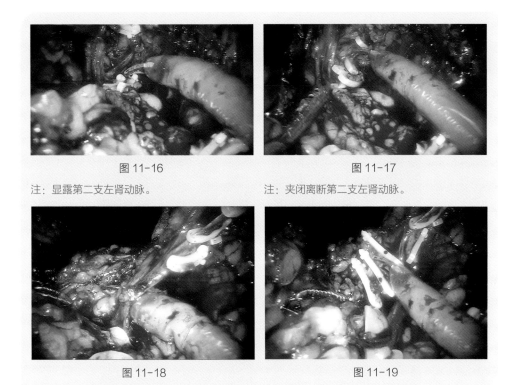

图 11-16

注：显露第二支左肾动脉。

图 11-17

注：夹闭离断第二支左肾动脉。

图 11-18

图 11-19

5. 游离肾上极，保留肾上腺（图 11-20）。游离肾背侧及肾下极（图 11-21）。显露输尿管后用 Hem-o-Lok 夹闭（图 11-22）。

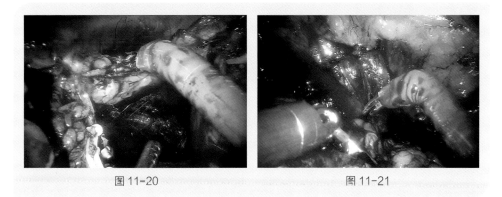

图 11-20

图 11-21

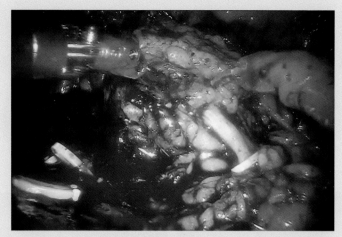

图 11-22

6. 显露峡部，将抓钳从峡部背侧贯穿并稍向前抬起峡部（图 11-23）。

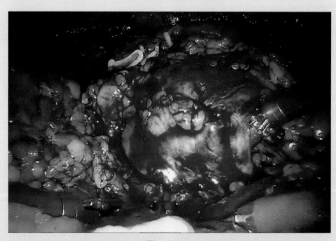

图 11-23

7. 缝合并离断峡部。用 2-0 圆针倒刺线从峡部下缘背侧进针，贯穿缝合 2 针，拉紧缝线，用 Hem-o-Lok 固定。另取 1 根线，从峡部上缘背侧进针，同法缝合峡部（图 11-24、图 11-25）。收紧缝线后电剪刀剪断峡部（图 11-26），再用 2-0 倒刺线连续缝合峡部断端以止血（图 11-27）。

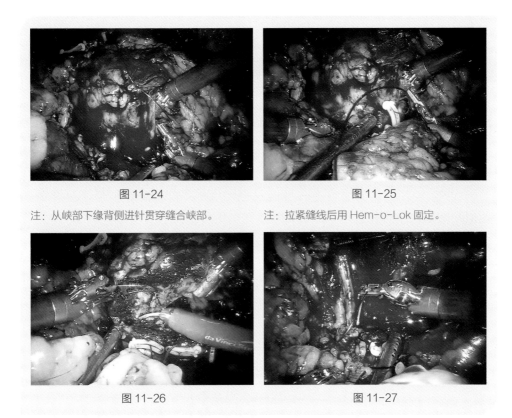

图 11-24

注：从峡部下缘背侧进针贯穿缝合峡部。

图 11-25

注：拉紧缝线后用 Hem-o-Lok 固定。

图 11-26

图 11-27

8. 彻底游离肾脏，沿输尿管向下游离至入膀胱处，将全长的输尿管完整切除（图 11-28）。

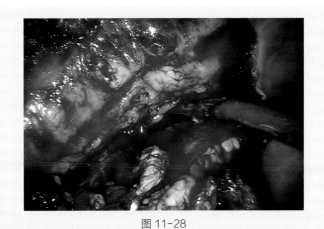

图 11-28

9. 降低气腹压至 3～5 mmHg，检查确认无活动性出血，用标本袋将标本取出，留置橡胶引流管 1 根，关闭皮肤切口。

四、术后情况

术后尿色清，病理提示（左肾）肾盂高级别乳头状尿路上皮癌，癌组织浸润黏膜层；周围肾盂及局部肾组织可见炎细胞浸润；输尿管断端尿路上皮不典型增生。术后第 5 天拔除引流管出院。

五、术后思考

马蹄肾是最常见的肾融合畸形，在人群中的发病率约为 0.25%，男女比例约为 2 ：1。95% 的马蹄肾峡部位于肾下极，输尿管从较高的位置进入肾盂，造成肾盂尿液引流不畅，引起肾积水，从而导致泌尿系感染和结石形成。马蹄肾肾盂癌的发病率为正常肾脏的 3～4 倍，Mizusawa 等回顾了 24 例马蹄肾肾盂癌患者的病理资料发现，虽然尿路上皮癌占大部分，但约 30% 的肿瘤中含有鳞状细胞癌成分，明显高于普通肾人群 0.7%～7% 的比例，提示慢性梗阻、结石和感染是致病的可能原因。

马蹄肾的血供来源变异较大，约 70% 的病例存在异位血管。Glodny. B 等研究发现，马蹄肾右肾平均有 2.4 支动脉和 2.4 支静脉，左肾平均有 1.9 支动脉和 1.7 支静脉。马蹄肾的峡部有独立的血供，可来自肾动脉、腹主动脉、肠系膜下动脉、髂动脉等。因此，术前充分评估马蹄肾的血供来源具有重要意义。CTA 和 MRA 能够较好地重建肾脏及峡部的血管，为手术提供重要参考。

本例手术成功的关键在于血管的控制和峡部的处理。由于该患者术前肌酐较高，无法行 CTA 或 MRA 检查，这无疑增加了手术难度。术中如定位肾门困难，可先在肾下极附近寻找输尿管或生殖静脉，沿此解剖标志逆行向上游离，最终可找到肾门。对于峡部的处理，除需控制出血外，还应避免损伤需保留部分肾组织的血供。因此，不必一一结扎峡部血管，充分暴露峡部并贯穿缝合即可控制出血，并可以最大限度地保留血供。

病例 12

复杂肾盂成形术（3 次术后）

一、病历资料

患者年轻女性，主因间断右腰部酸痛 1 年余入院。

现病史：患者于 2016 年 8 月无明显诱因出现间断性右侧腰部酸痛，偶有绞痛发作，劳累后加重，无尿频、尿急、尿痛、发热等症状，未予重视。后上述症状反复发作，遂于 2017 年 7 月就诊于外院，行泌尿系 B 超：右肾重度积水；左肾输尿管移行处扩张。于我院门诊行 CT：右侧输尿管起始部与邻近腹膜粘连伴对应管腔狭窄，建议临床治疗后复查；左肾盂及输尿管积水。门诊以"右肾积水、肾盂成形术后"收入我科。患者目前精神状态良好，体力正常，食欲正常，睡眠正常，体重无明显变化，大便正常，排尿正常。

既往史：患者 16 年前于山东省某医院行"右肾结石取出术"。1 年前于新汶矿业集团某中心医院行"右侧肾盂成形术"。1 年前行"剖宫产术"。否认肝炎、结核、疟疾等传染病病史，否认高血压、心脏病病史，否认糖尿病、脑血管病、精神疾病病史，否认外伤史，否认输血史，否认药物、食物过敏史，预防接种史不详。

专科查体：无特殊。

辅助检查：腹部 CT（图 12-1）：①右侧输尿管起始部与邻近腹膜粘连伴对应管腔狭窄，建议临床治疗后复查；②左肾盂及输尿管积水。逆行造影提示右侧肾盂输尿管连接处狭窄。

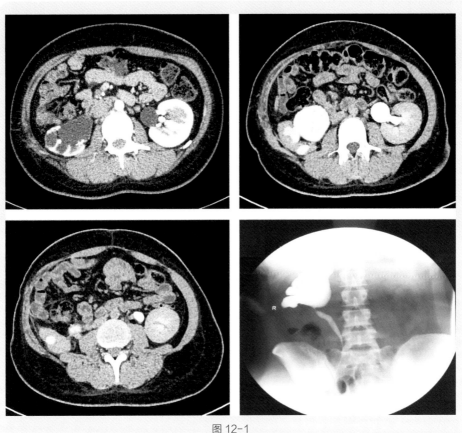

图 12-1

注：肾脏 CT 影像。

二、诊疗思路

（一）肾盂成形术后再狭窄的原因有哪些?

肾盂输尿管吻合口狭窄是导致肾盂成形术失败的最主要因素，总结其常见原因主要有术中操作不过关，组织过度分离导致缺血；吻合口对位不齐、张力过大；术后尿漏、尿路感染造成水肿和纤维组织增生。此外，患者年龄过小也容易形成瘢痕粘连压迫，引起吻合口狭窄。

（二）手术方案如何确定？

因前次手术的影响发生术后结构改变，加之局部粘连和瘢痕的形成，患者再次行手术治疗的难度较前一次手术增大。利用机器人手术微创、3D、精准等特点，选用经腹腔入路手术操作空间较大，可逐步游离狭窄部位，重新裁剪肾盂，切除狭窄段，精细吻合成型，可大大增加手术成功的概率。因此，本手术决定选用经腹腔入路机器人手术。

（三）确定手术方案后，有何难点？

再次手术治疗需在相同部位进行，如果由于前次手术造成狭窄段周围粘连严重或瘢痕形成，分离就会变得困难，且再次或多次手术后的输尿管较正常已缩短，导致吻合口张力可能过大，手术切除难度非常大，存在再狭窄的可能。

手术过程中如何有效游离并分辨正确解剖层面，尽可能保留原有解剖结构，避免过多的组织损伤，最大限度切除病变，以最小的张力完成肾盂输尿管吻合成型为本手术的难点所在。

三、手术步骤

（一）经腹腔入路机器人手术 trocar 位置（图 12-2）

麻醉成功后，按照经腹腔上尿路机器人手术要求取侧卧位向后倾斜70°，脐上 2 cm 做皮肤切口，成功建立气腹后，此孔作为 Davinci SI 系统镜头孔。镜头孔上方分别于肋缘下、右侧腋前线髂前上棘上方、右麦氏点做皮肤切口标记，为 Davinci SI 系统第 1、第 2、第 3 臂机械臂孔。于镜头孔右下做 12 mm 切口标记为辅助孔。必要时可在镜头孔左下做 12 mm 切口，作为第 2 辅助孔。

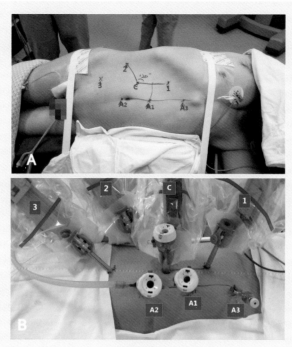

图 12-2

（二）二次或多次肾盂成形术如何下手？

1. 分离腹腔粘连（图 12-3）。因首次肾盂成形术无论选择开放还是腹腔镜方式，多采用腹膜后入路，二次或多次肾盂成形术建议选用经腹腔路径。对于再次手术的患者，腹腔内脏器粘连多见，应先行松解腹腔内粘连。

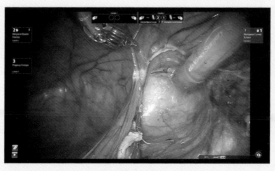

图 12-3

2. 切开侧腹膜并将结肠游离向对侧（图 12-4）。肾脏、输尿管等脏器位于腹膜后，选择经腹途径手术入路需将侧腹膜打开，暴露位于腹膜后的肾脏、肾盂和输尿管。

3. 打开肾周筋膜，观察肾盂、输尿管粘连情况（图 12-5）。我们可以发现，由于前次手术造成狭窄段周围粘连严重、瘢痕形成，分离困难（图 12-5 箭头所示为前次手术吻合口粘连处）。

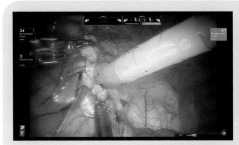 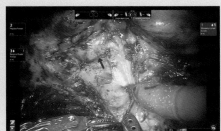

图 12-4　　　　　　　　　　　　　图 12-5

（三）发现术野严重粘连，下一步该如何寻找正确的解剖层面？

1. 由易到难，寻找突破口。先从粘连相对较轻的肾中上极表面或从中下段输尿管开始（图 12-6），采用锐性与钝性相结合的分离方法，分别游离出狭窄段上下的肾盂和输尿管，注意避开大血管，逐步切开吻合口周围的瘢痕（图 12-7）。

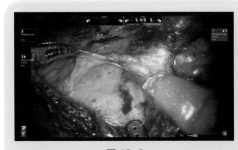 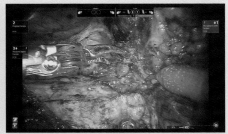

图 12-6　　　　　　　　　　　　　图 12-7

2. 继续游离，将狭窄段及肾盂输尿管上段充分暴露。完全游离出肾下极（图 12-8）及狭窄段，并将肾盂充分游离（图 12-9）至完全游离出狭窄段（图 12-10）。注意在充分松解输尿管的同时尽量保护血供，避免直接钳夹输尿管管壁。

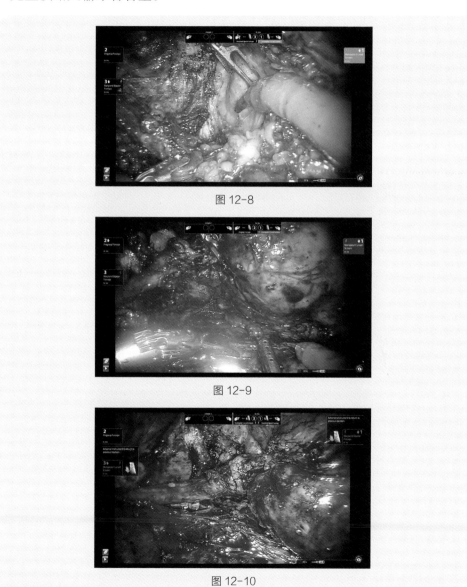

图 12-8

图 12-9

图 12-10

（四）如何完成肾盂输尿管无张力吻合，并使之呈现"漏斗形"？

1. 裁剪肾盂，并将输尿管纵行剖开。将肾盂与输尿管连接部病变充分暴露并明确肾盂积水情况后，先在肾盂外侧最低位做小切口，将积水吸出（图 12-11），根据减压后的肾盂形态，自外下向内上弧形裁剪肾盂（图 12-12），并保持最内侧暂不剪断，以避免输尿管发生扭曲，同时满足吻合后可较好地形成漏斗形状。在裁剪过程中，注意利用好扩张的肾盂组织，确保下一步肾盂输尿管吻合无张力。向下纵行劈开输尿管（图 12-13），需超过瘢痕和狭窄段，直到可看到正常输尿管黏膜约 2 cm。

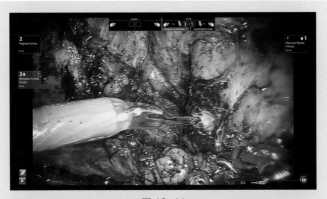

图 12-11

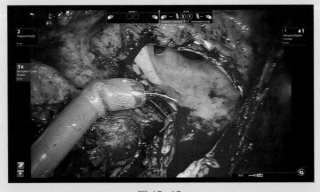

图 12-12

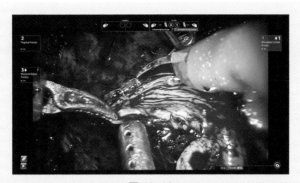

图 12-13

2.连续缝合，完成肾盂输尿管后壁吻合。牵拉两断端确保无张力后，用4-0可吸收线将肾盂端最低位和劈开的输尿管最低位缝合打结（图12-14），将缝针从吻合口外侧经背侧绕到内侧，继续全层连续缝合肾盂与输尿管后壁（图12-15），直至吻合口后壁完全闭合（图12-16）。注意尽量少缝黏膜，并保证切口对合整齐。裁剪掉多余的肾盂、输尿管组织（图12-17）。

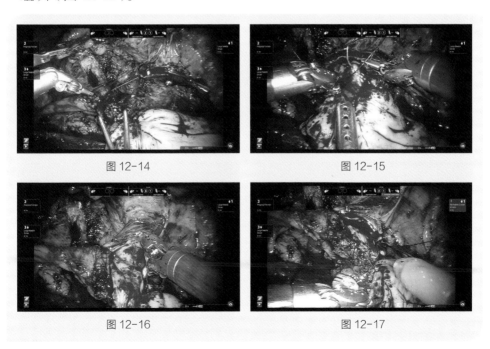

图 12-14

图 12-15

图 12-16

图 12-17

3. 完成肾盂输尿管前壁吻合并关闭裁剪后的肾盂。经吻合口置入双J管（图12-18），用4-0可吸收线间断缝合肾盂输尿管吻合口的前壁（图12-19、图12-20）。将吻合口附近的增生和瘢痕组织小心切除（图12-21），以利于吻合口的愈合，并减少新的瘢痕形成。最后，连续缝合肾盂开口的剩余部分（图12-22、图12-23）。对于条件许可的患者，尽量关闭后腹膜，完成解剖复位。

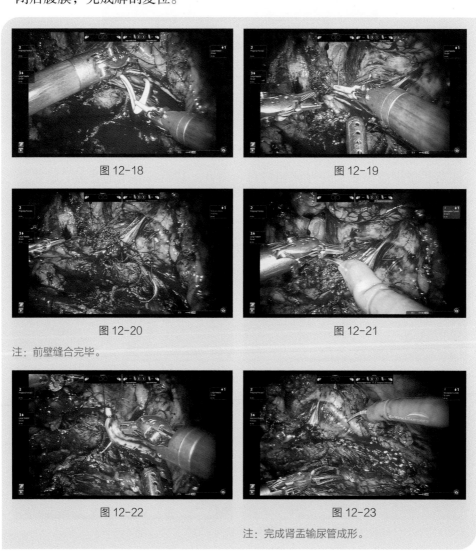

图 12-18　　　　　　　　　　　图 12-19

图 12-20　　　　　　　　　　　图 12-21

注：前壁缝合完毕。

图 12-22　　　　　　　　　　　图 12-23

注：完成肾盂输尿管成形。

（五）关于尽量减轻术后瘢痕再形成的策略

瘢痕形成是肾盂输尿管连接部狭窄（UPJO）术后再次狭窄的重要原因，注意手术中的一些细节可尽量减少对肾盂、输尿管的损伤，以避免术后再次出现狭窄而导致手术失败。

在找到正确解剖层面后，在不影响吻合成型步骤的前提下，尽量减小上段输尿管的游离范围，最大限度地保留组织血供可使愈合更加充分，减少术后瘢痕形成。相反，肾盂的游离范围可稍扩大（图 12-24），以利于稍后的减张吻合。

裁剪肾盂时，起初只剪开，但不剪断肾盂（图 12-25），一方面，可避免再吻合时发生扭转影响术后引流效果；另一方面，未剪断的多余肾盂部分可作为吻合过程中钳夹的部位，不影响新吻合口的血运。

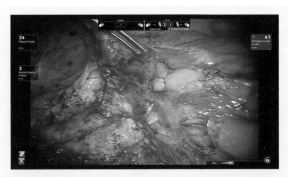

图 12-24

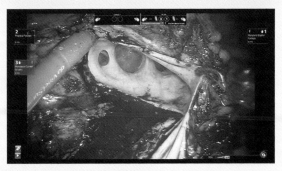

图 12-25

　　裁剪和吻合操作中尽量避免直接钳夹肾盂、输尿管的黏膜层，以减少因钳夹造成的组织损伤而导致术后瘢痕形成。可轻微钳夹组织浆膜层的瘢痕组织（图 12-26）或以提线的方式进行操作。必要时可单独缝合一针作为牵引线，通过牵拉牵引线或缝线进行操作（图 12-27），以最大限度地减少对组织的直接钳夹。

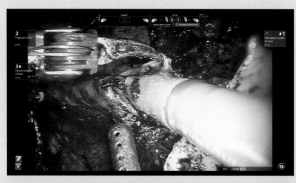

图 12-26

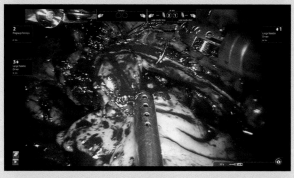

图 12-27

　　我们主张术中顺行留置双 J 管（图 12-28），因术前逆行留置双 J 管可能引起手术部位的水肿及炎性反应，造成组织脆弱，容易撕裂。同时，炎症反应也可能引起术后吻合口愈合不良，发生吻合口瘘。此外，术前留置双 J 管提前引流，术中肾盂往往处于空虚状态，不利于游离。

　　吻合过程中，尽量切除吻合口周围的炎性增生和瘢痕组织（图 12-29），有利于减少术后再狭窄的概率。

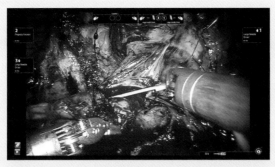

图 12-28

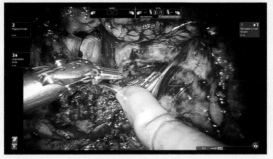

图 12-29

四、术后思考

术后患者行肾盂输尿管逆行造影，可见成型后的肾盂输尿管引流通畅，肾积水情况明显缓解。

以下是对于再次行肾盂输尿管成形术的一点思考。

根据报道，既往对于前次手术失败的 UPJO 患者，再次手术多采取开放手术或内镜下肾盂切开或球囊扩张的治疗方式。但开放手术创伤较大，术中需游离范围也较广，患者术后恢复慢，且存在因较大的创伤而造成再次狭窄的可能。内镜切开或球囊扩张的方式成功率低，且远期效果差，再狭窄的概率也较二次吻合手术高。近年来，腔镜手术，特别是机器人辅助的腔镜手术技术发展迅猛，为通过腔镜完成 UPJO 术后失败的患者再次肾盂成形术提供了可能。

在开展再次腹腔镜，特别是机器人辅助腹腔镜肾盂成形术的过程中，我们有以下体会。

1. 腹腔镜手术，特别是机器人辅助腹腔镜手术具有创伤较小、视野清晰、解剖精细、操作精准等特点，我们推荐其作为功能重建性手术的首选方式。

2. 虽然机器人手术具有以上优点，但其缺乏力反馈，初学者钳夹组织时若用力过大，会损伤黏膜，破坏局部血供，有可能导致术后局部瘢痕形成。因此，术中应注意避免直接钳夹黏膜组织，也可暂不剪断要切除的组织或瘢痕，将其作为牵拉着力点。

3. 在选择再次肾盂成形手术入路方面，我们推荐选用经腹腔手术入路，经腹腔入路解剖标志多，操作空间大，有利于瘢痕组织的暴露和解剖。

4. 术中我们采取锐性切割加钝性分离相结合的方法，由简至难，从相对容易游离的部位开始，充分松解周围的瘢痕组织，同时注意保护输尿管血供。尽量切除多余的瘢痕组织，但又要保证达到无张力吻合。

5. 在保证无张力的吻合的过程中，采用后壁连续缝合、前壁间断缝合的方式，避免漏尿，同时满足引流通畅的要求，预防术后再狭窄。

6. 异位血管的存在是肾盂成形术后复发的重要原因，故要充分暴露，避免遗漏，根据血管的供应范围决定是否离断血管。

7. 在病例选择方面，肾外型肾盂或肾盂较宽大的病例更容易完成手术。

病例 13

经膀胱前列腺单纯性切除术

一、病历资料

患者老年男性，主因排尿困难伴尿频 10 年，不能排尿 1 天入院。

现病史：10 年前患者无明显诱因出现排尿困难，伴尿频，夜尿 2～3 次，无其他不适。当地医院予药物治疗，症状稍缓解。近 1 年，患者排尿困难症状逐渐加重，伴尿不尽、尿线细而无力。1 天前，患者晨起突然出现不能排尿，无腰酸、腰痛，无发热、寒战等其他不适，就诊于我院，急诊收入我科。

既往史：高血压病史 10 余年，最高 190/100 mmHg，口服药物，血压控制良好；2 型糖尿病病史 3 年，口服药物，血糖控制良好。

专科查体：直肠指诊：肛门括约肌收缩力可，前列腺Ⅲ度增大，质韧，无压痛，表面未触及结节，指套无染血。

辅助检查：血常规：白细胞 4.96×10^9/L，红细胞 5.4×10^{12}/L，血红蛋白 156 g/L，血小板 114×10^9/L。尿常规：白细胞 193.0/μL，红细胞 16.4/ μL。PSA：3.4 ng/mL。泌尿系超声：前列腺增生（6.7 cm×6 cm×7.6 cm），膀胱慢性炎性改变，双肾未见异常。

术前诊断：前列腺增生；泌尿系感染；高血压；2 型糖尿病。

二、术前思考

（一）手术方案

EAU 指南推荐，对于 80 mL 以上的前列腺行内镜下前列腺剜除术

（endoscopic enucleation of the prostate，EEP）或开放前列腺单纯切除术
（open simple prostatectomy，OSP）。OSP曾是治疗大体积前列腺增生的"金
标准"，但由于手术创伤大、术后并发症发生率高、住院时间长等原因，
近年来已很少开展。随着微创技术的发展，许多复杂手术均可通过机器
人完成。Sotelo R等在2008年首先报道了机器人辅助前列腺单纯切除术
（robot assisted simple prostatectomy，RASP），术后效果满意，为大体积前
列腺增生的手术治疗提供了新的思路。本例患者前列腺体积约160 mL，
行RASP可在减少手术创伤、缩短手术时间的同时，达到OSP的效果。

　　RASP有经前列腺包膜和经膀胱途径两种技术，可经后腹腔途
径或经腹腔途径完成。我院下尿路机器人手术均采用经腹腔途径完
成，术者对于经腹腔手术具有丰富的经验。此外，经腹腔途径手术空
间更大、术野更清晰，经膀胱技术更便于观察输尿管开口、寻找外科
包膜层面及进行膀胱颈–尿道环形吻合。因此，本例患者行经腹经
膀胱RASP。

（二）手术难点

　　寻找前列腺外科包膜层面和前列腺尖部的处理是手术的难点。外科
包膜层面的寻找可以参考EEP的方法，先锐性切开膀胱颈部黏膜，再
钝性分离进入外科包膜层面。前列腺剥离至尖部时应谨慎操作，避免损
伤尿道括约肌，如腺体较大影响视野，可将腺体做分叶切除，保证直
视下切除，要宁少勿多，可在腺体离断后再检查前列腺窝，清除残余
腺体。

三、手术步骤

　　1. 患者体位及trocar位置（经腹腔入路）：患者取头低脚高30°截石
位。Trocar位置如图13-1所示。

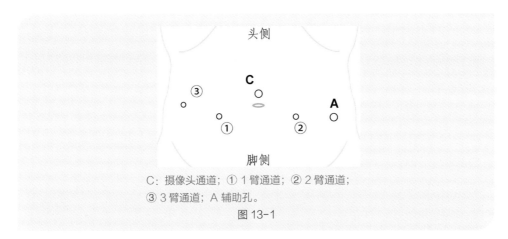

C: 摄像头通道; ① 1 臂通道; ② 2 臂通道;
③ 3 臂通道; A 辅助孔。
图 13-1

2. 于膀胱顶部纵行切开 3~4 cm（图 13-2）。切缘用丝线牵开（图 13-3）并于体外打结，充分暴露术野。

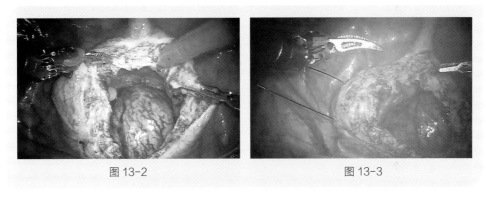

图 13-2   图 13-3

3. 仔细辨认双侧输尿管开口（图 13-4、图 13-5）。

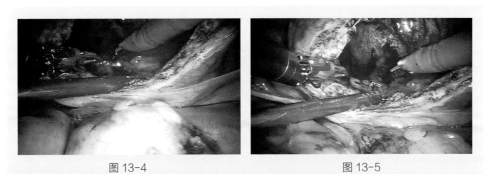

图 13-4   图 13-5

注: 右输尿管开口。   注: 左输尿管开口。

113

4. 在前列腺中叶与膀胱颈交界处，用电剪刀切开膀胱黏膜，找到前列腺外科包膜与增生腺体之间的层面（图 13-6），沿此层面向两侧叶（图 13-7）及前列腺尖部方向剥离（图 13-8）。剥离过程中钝锐性相结合，注意保护双侧输尿管开口。

5. 于前列腺尖部用电剪刀切断前列腺（图 13-9），将增生的腺体完整切除。

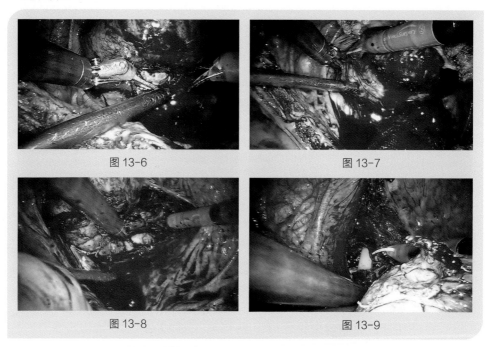

图 13-6   图 13-7

图 13-8   图 13-9

6. 检查前列腺窝并彻底止血（图 13-10），将切除的前列腺装入标本袋。

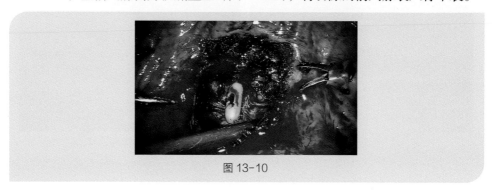

图 13-10

7. 在导尿管引导下，用3-0可吸收线连续缝合膀胱颈部黏膜与前列腺尖部尿道黏膜（图13-11），更换导尿管。缝合完毕后效果如图13-12所示。

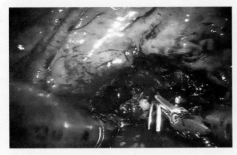 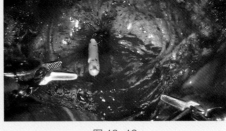

图 13-11   图 13-12

8. 关闭膀胱切口（图13-13）。

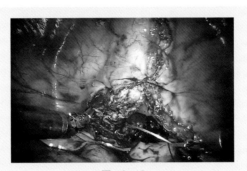

图 13-13

9. 降低气腹压至3～5 mmHg，检查确认无活动性出血，取标本，盆腔留置引流管，缝合皮肤切口。

四、术后情况

术后尿色清，无须膀胱冲洗，术后3天拔除盆腔引流管，术后5天拔除导尿管，患者排尿通畅，无尿失禁。

五、术后思考

前列腺体积是影响手术方式选择的最重要因素。对于 80 mL 以上的前列腺，EAU 指南推荐行 EEP 或 OSP，其中 EEP 推荐首选经尿道钬激光前列腺剜除术（holmium laser enucleation of the prostate，HoLEP）。然而在许多医院，HoLEP 并没有取代经尿道前列腺电切术和 OSP，一个重要的原因就是 HoLEP 技术难度高、学习曲线长。由于腹腔镜前列腺癌根治术及全膀胱切除术等广泛开展，泌尿外科医生对于前列腺及膀胱周围的解剖结构已经非常熟悉。此外，机器人手术系统清晰的 3D 视野、高度灵活的机械臂等优势使 OSP 在机器人手术中的移植成为可能。自 Sotelo R 等首次报道了 RASP 技术后，RASP 已在全球多个医院开展，但在国内尚未得到推广。我院在国内较早开展 RASP，根据我们的经验，RASP 尤其适合需同期处理膀胱结石或膀胱憩室的大体积前列腺增生患者。

腺体剜除和膀胱颈重建是 RASP 的关键步骤。剜除和重建时应确认双侧输尿管开口位置，避免损伤输尿管开口。腺体剜除时，先在膀胱颈与前列腺交界处 5~7 点钟位置锐性切开膀胱黏膜，找到相对光滑且无血管的平面，即前列腺外科包膜层面，再沿此层面向两侧叶及尖部钝锐性结合推进。应尽可能多地保留前列腺尖部尿道并用剪刀剪断尿道，最大限度地保护外括约肌，避免术后尿失禁。

膀胱颈重建有多种方式，各种方式的优劣尚无定论。我院采用 Cacciamani G 等的环形吻合法重建膀胱颈部，完全恢复膀胱尿道黏膜的连续性及平整性，术后出血少、无须膀胱冲洗，拔除导尿管后尿路刺激症状轻、无尿失禁发生。

前列腺根治性切除术（巨大前列腺中叶）

一、病历资料

患者中老年男性，主因体检发现 PSA 升高 2 年，发现前列腺占位 2 个月入院。

现病史： 患者 2 个月前于当地医院行健康体检时发现 PSA 7 ng/mL，无尿频、尿急、尿痛，无肉眼血尿、排尿困难，无发热、腹痛、腰痛。后定期复查 PSA，呈逐步上升趋势。2 个月前于当地医院复查 PSA 为 9.55 ng/mL，行前列腺 MRI 检查提示前列腺体积增大，考虑前列腺增生，腺体内多发异常信号。遂于当地医院行前列腺穿刺活检，病理提示第 1、第 2、第 3、第 5、第 9、第 10 针为前列腺癌，Gleason 评分 6～8 分，其余第 4、第 6、第 7、第 8、第 11、第 12 针为良性前列腺增生。发病以来患者精神状态良好，体力正常，饮食、大小便正常，体重无明显变化。

既往史： 高血压病史 10 余年，口服硝苯地平控释片后血压控制良好。否认肝炎、结核等传染病病史，否认糖尿病、心脏病，否认手术、外伤史，否认输血史。否认药物、食物过敏史。

专科查体： 无特殊，BMI 30，直肠指诊：前列腺中度增大，质韧，中央沟变浅，未及明显结节，退出指套无血染。

辅助检查： PSA 9.55 ng/mL。前列腺 MRI 平扫 + 增强（图 14-1）：前列腺体积增大，考虑前列腺增生，腺体内多发异常信号。前列腺穿刺病理结果见现病史。骨 ECT 检查：全身骨显像未见明显异常。

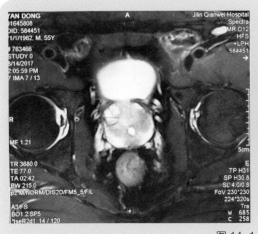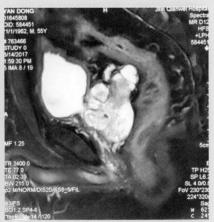

图 14-1

术前诊断: 前列腺癌 ($T_{2c}N_0M_0$);高血压。

术后病理: 前列腺腺泡腺癌,Gleason 评分 5+4=9 分,癌组织弥漫浸润前列腺大部,并见多处神经侵犯,侵犯前列腺外软组织,累及双侧前列腺外精囊腺;右后切缘局部可见癌组织,另见癌组织局部紧邻尖切缘及底切缘,其余外科切缘未见癌。另送前列腺尖部组织及周围脂肪为纤维脂肪组织,未见癌。双侧输精管断端未见癌;盆腔左侧淋巴结见转移癌(1/6),盆腔右侧淋巴结未见转移癌(0/4)。免疫组化染色显提示肿瘤细胞:AR(+),syn(少部分+),CgA(−),CD56(−)。

二、诊疗思路

(一)治疗方案的选择

采用手术、放疗还是内分泌治疗?

患者前列腺癌穿刺诊断明确,PSA 9.55 ng/mL,前列腺穿刺 12 针,其中 6 针阳性,Gleason 评分最高 8 分,符合高危前列腺癌标准,目前无骨转移、淋巴转移征象,外科手术是根治性治疗的选择。

（二）手术方案的选择

采用开放、腹腔镜还是机器人前列腺根治性切除术？手术入路为经腹腔还是腹膜外？术中是否需要行膀胱颈保留？是否需要保留性神经？

机器人辅助腹腔镜前列腺根治性切除术目前是首选的外科治疗方案。从手术入路考虑，因患者 BMI 30，属肥胖体型，且为高危前列腺癌，需术中行盆腔淋巴结清扫，故选择传统经腹腔入路进行手术。术前影像学检查见前列腺中叶偏大，若术中膀胱颈口偏大则需行膀胱颈重建。由于患者 56 岁，可根据术中情况选择性行性神经保留。

（三）手术难点

患者肥胖，BMI 30，术前 MR 提示前列腺中叶大，突入膀胱，且肿瘤包外侵犯可能性大，尖部及膀胱颈口侵犯可能不能排除。

患者体型重度肥胖，术中操作通道建立及解剖分离可能存在困难，并可能出现操作空间狭小的问题。前列腺中叶偏大，可能突入膀胱，造成术中膀胱颈周围暴露不充分、颈口偏大、输尿管开口损伤等潜在问题。根据术前穿刺病理结果，肿瘤存在尖部、膀胱颈口、包膜外、精囊侵犯累及可能，需要术中细心操作、仔细分离，尽可能彻底切除肿瘤，降低术后切缘阳性发生率。

三、手术步骤

1. 经腹入路机器人手术体位及 trocar 位置。

全麻后患者取截石位，脐上 4 cm 建立 12 mm trocar 为镜头通道，平脐，分别向两侧旁开各 8 cm 建立 3 臂通道、1 臂通道、2 臂通道及辅助通道。患者取头低脚高位，常规泊机，连接各机械臂。

2. 进入耻骨后间隙，显露前列腺（图 14-2）。

3. 控制背深静脉复合体（图 14-3）。

4. 分离膀胱颈（图 14-4），切开膀胱颈口后，见白色团块状组织突出，呈分叶状，形似双侧精囊，即前列腺中叶（14-5）。

5. 分离输精管和精囊（图 14-6），于团块状组织背侧进一步仔细分离后，见正常双侧输精管及精囊结构。确定团块状组织为突入膀胱的前

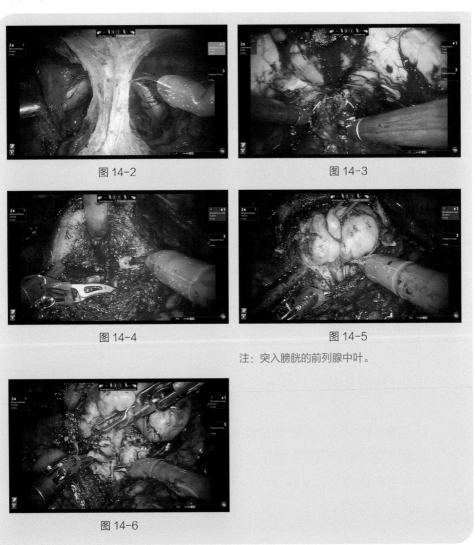

图 14-2

图 14-3

图 14-4

图 14-5

注：突入膀胱的前列腺中叶。

图 14-6

列腺中叶组织，如未进一步确认，易将此中叶组织误认为精囊，错失正确的解剖层面。

6. 分离前列腺的背面（图 14-7）。由于大前列腺中叶的存在，解剖空间狭小，前列腺背侧面的游离困难，需要细心操作，反复确认正确的解剖层面，术中配合非常重要。

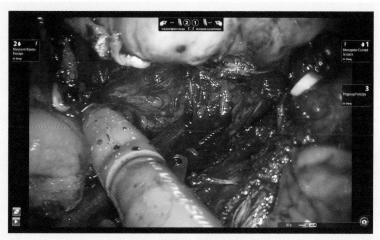

图 14-7

7. 处理前列腺蒂并选择性保留前列腺周围血管神经束（图 14-8）。

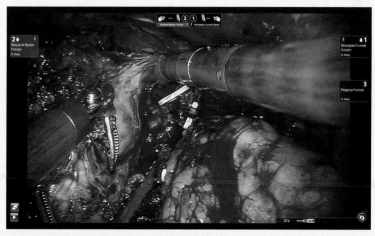

图 14-8

8. 分离尿道（图 14-9）。

9. 膀胱颈尿道吻合（图 14-10）。

10. 膀胱颈重建（图 14-11）。

11. 进行盆腔淋巴结清扫术（图 14-12）。

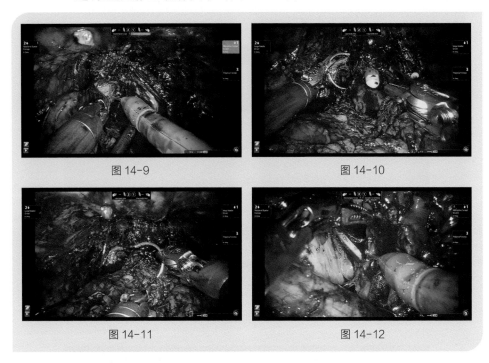

图 14-9

图 14-10

图 14-11

图 14-12

四、术后思考

前列腺根治性切除术中遇到前列腺大中叶影响手术操作者较常见，但巨大中叶呈分叶状，形似精囊者仍较罕见。对于机器人前列腺根治性切除术中遇到巨大中叶者的一点思考如下。

1. 明确诊断，术前完善泌尿系统及经直肠超声、前列腺 MRI 等检查，明确前列腺的大小，肿瘤可能分布的位置，是否存在包膜外及神经侵犯可能，以及是否存在增生中叶突入膀胱可能。

2. 如术前评估明确中叶巨大者，术中打开膀胱颈后需细心操作，仔细辨认正确解剖层面，必要时可适当开大膀胱颈口，充分暴露后进一步分离。

3. 术中在游离出中叶后，需认清双侧输尿管开口位置，如必要可行术中置入双 J 管，避免输尿管开口损伤。

4. 切除前列腺及双侧精囊、输精管后，需再次检查膀胱颈口结构及双侧输尿管开口，如膀胱颈开口过大，需行颈口重建缩小直径；同时检测是否有直肠损伤，必要时需进一步处理。

病例 15

巨大双侧中叶突入膀胱的前列腺癌根治术

一、病历资料

男性患者，74岁，因突发无痛肉眼血尿，于当地医院检查发现 PSA 升高，最高达 10.93 ng/mL。后在当地医院行前列腺穿刺活检提示前列腺腺癌，Gleason 评分：3+4=7分。术前全身骨扫描未见明显异常。术前 MRI 影像可见患者双侧叶体积较大。于我院行机器人辅助腹腔镜前列腺癌根治性切除术。

二、手术步骤

（一）麻醉和手术体位

患者采用全麻。头低脚高倾斜 45°。双腿外展支起，呈截石位，留置 16 F 尿管。于脐上 1 cm 处纵行切开皮肤 1.5 cm，放置 12 mm 穿刺套管作为镜头孔。在平脐水平，距镜头孔左右侧各 8 cm 及右侧 16 cm 部位分别放置 3 个 8 mm 套管，作为第 1、第 2、第 3 臂机械臂孔。在第 2 机械臂孔外上 8 cm 处放置 12 mm 套管用作辅助孔。CO_2 气腹压维持 14 mmHg。

（二）关键手术步骤

①进入耻骨后间隙，显露前列腺；②打开盆底筋膜，部分离断耻

骨前列腺韧带；③控制背深静脉复合体；④分离膀胱颈；⑤分离输精管和精囊；⑥分离前列腺的背面；⑦处理前列腺侧蒂；⑧分离尖部尿道；⑨重建膀胱颈口；⑩膀胱颈尿道吻合。

因患者前列腺双侧叶体积较大，因此，本文重点讲解步骤④和步骤⑨的操作要点。

1. 分离膀胱颈

本例患者前列腺双侧叶体积巨大，因此，我们没有按照通常习惯保留膀胱颈，而是直接沿前列腺和膀胱间隙打开膀胱前壁进入膀胱，并在直视下明确双侧输尿管开口，可见巨大前列腺双侧叶（图 15-1）。因为前列腺体积较大，影响分离输精管和精囊，所以我们采用了"悬吊法"抬高前列腺，具体操作如下：使用 20 cm 缝线（微荞或倒刺线均可）"8"字缝合前列腺侧叶（图 15-2），然后利用机器人 3 号臂向上牵引缝线，抬高前列腺（图 15-3）。使用该技巧后，可以使得手术视野变清晰，有利于下一步分离输精管和精囊。

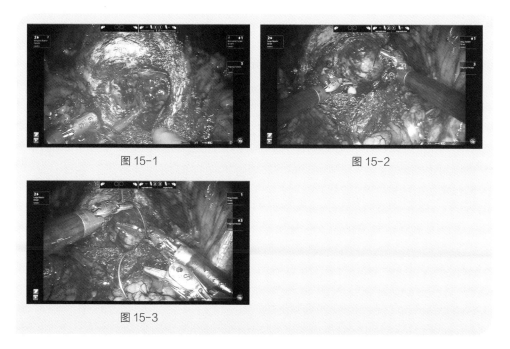

图 15-1

图 15-2

图 15-3

2. 重建膀胱颈口

由于是横断膀胱颈口，因此膀胱颈口较大，需要在吻合尿道前行膀胱颈口重建术。具体操作技巧如下：使用 2-0 微荞线从膀胱颈口 12 点方向开始连续缝合两侧膀胱颈口侧壁（图 15-4），网球拍样重建膀胱颈口后壁（图 15-5）。使用该技巧后，膀胱颈口明显缩小，不仅有利于膀胱尿道吻合，也减少了术后漏尿发生的可能性。

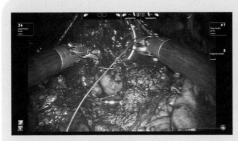 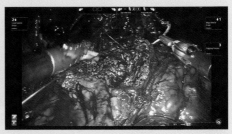

图 15-4   图 15-5

三、术后思考

由于机械人操作手臂具有 7 个活动自由度，可以模拟人类的手腕运动，没有操作盲区，因此在行机器人前列腺癌根治术分离膀胱颈时，多数情况下我们采用"管状"技术完整游离膀胱颈。

但是该技术有一定的局限性：对于既往进行过前列腺电切术和前列腺中叶、侧叶体积较大的患者，不适合采用保留膀胱颈技术，而应该直接沿前列腺和膀胱间隙打开膀胱前壁进入膀胱。

由于前列腺体积巨大遮挡视野无法分离输精管和精囊，因此，如何充分暴露手术野成为手术顺利进行的关键。借助机器人 3 号臂，我们在"8"字缝合前列腺侧叶后使用机械臂向上牵引缝线达到抬高前列腺、充分暴露手术野的目的。同时术中我们可以随时调整 3 号臂的牵引角度和力度，始终保持手术视野清晰，利于后续精细的分离操作。

如果采用管状技术保留膀胱颈，则膀胱颈口一般较小，最后吻合膀胱颈和尿道的时候可以达到完整对合。但是采用横断膀胱颈操作后，膀胱颈口的范围往往较大，直接吻合尿道难度较大，且术后容易出现漏尿等并发症，因此，我们会在吻合前重建膀胱颈口。

本例中我们采用的是网球拍样重建膀胱后壁。但在实际操作中，我们可以根据术中情况及手术医师的习惯行鱼嘴样重建侧壁（图 15-6）或网球拍样重建前壁（图 15-7）或者后壁（图 15-8）。重建膀胱颈后，膀胱颈口明显缩小，不仅有利于膀胱尿道吻合，也减少了术后漏尿发生的可能性。

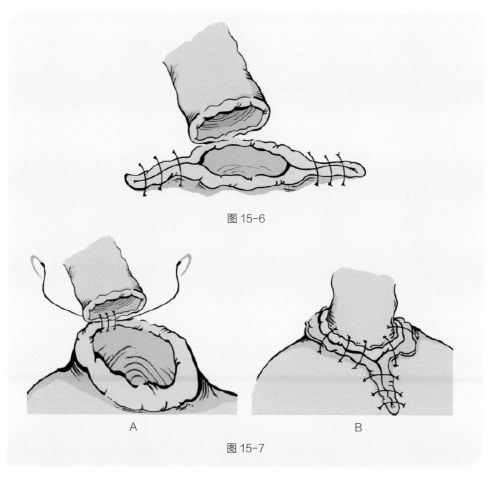

图 15-6

A

B

图 15-7

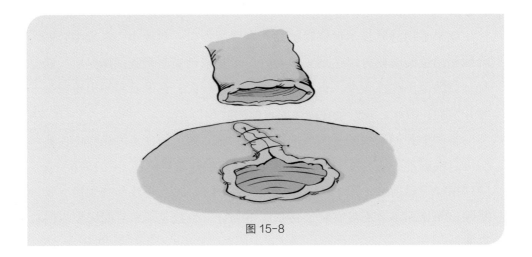

图 15-8

病例 16

根治性膀胱切除术

一、病历资料

患者男性，84岁，主因尿频、尿急伴肉眼血尿3个月入院。

现病史：患者3个月前出血尿频、尿急伴肉眼血尿，行超声检查提示膀胱右侧壁实性占位，大小约 1.8 cm×3.2 cm×2.4 cm，膀胱镜检查见膀胱右侧壁菜花样肿物，大小约 1.5 cm×3.5 cm×2.5 cm，取肿物组织病理提示高级别浸润性尿路上皮癌。为求进一步诊治来我院，门诊以膀胱恶性肿瘤收入院。

既往史：患者有肺结核、高血压、肺气肿、腔隙性脑梗死病史。8年前因"阑尾炎"行阑尾切除术，术后发生化脓性腹膜炎。

专科查体：右下腹部可见手术瘢痕，长度约 6 cm，无其他阳性体征。

辅助检查：泌尿系CT增强扫描（图16-1）显示双侧肾脏位置、大小、形态及结构未见明显异常，右肾内见类圆形低密度影，大小约 1.5 cm×1.6 cm×1.5 cm，增强扫描未见强化。右侧肾盂轻度扩张、积水。双侧输尿管走行正常，管壁弥漫增厚、毛糙，增强扫描可见轻度强化；邻近腹膜稍增厚。膀胱充盈可，膀胱壁不均匀增厚，内缘欠光滑；右侧壁见软组织肿块突向腔内，大小约 1.6 cm×3.5 cm×2.6 cm，增强扫描见轻度不均匀强化。腹部、盆腔内未见明显增大淋巴结影。PET/CT提示：①膀胱右侧壁占位，葡萄糖代谢增高，考虑恶性肿瘤可能性大，腺样膀胱炎，双侧肾盂扩张、积水，双侧肾周炎性改变；②脑内多发腔梗灶及缺血灶，脑萎缩，脑部葡萄糖代谢弥漫性减低，考虑与血糖高有关；

③肺气肿，双肺多发炎症及陈旧性病变，双肺门炎性淋巴结，左心室增大；④脊柱退变。

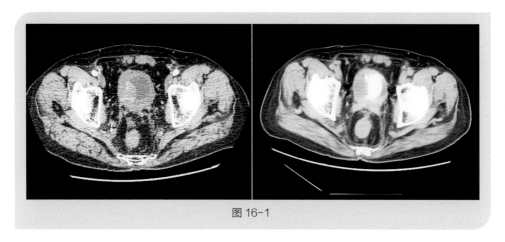

图 16-1

术前诊断：膀胱恶性肿瘤 $T_3N_0M_0$；肾积水（右侧）；肾囊肿（右侧）；肾功能不全；高血压；肺气肿；腔隙性脑梗死。

二、机器人辅助腹腔镜根治性膀胱切除术术前思考手术策略

（一）保留膀胱的综合治疗或根治性膀胱切除术

患者高级别浸润性尿路上皮癌诊断明确，CT 提示肿瘤侵及肌层，并存在右侧肾积水，PET/CT 提示未见淋巴结及远处转移，考虑肿瘤侵及右侧输尿管口，符合 $T_3N_0M_0$ 期。依据目前临床指南，可选择根治性膀胱切除术、新辅助化疗 + 膀胱根治性切除术、保留膀胱的综合治疗。

患者存在高龄、既往病史复杂，手术风险高的情况，可采取保留膀胱的综合治疗方式。但患者及家属手术意愿强，积极要求行根治性膀胱切除术治疗，而且根据影像学检查及膀胱镜所见，膀胱肿瘤病变范围广，经相关科室会诊评估后，无绝对手术禁忌，可耐受全麻下根治性膀胱切

除术。结合患者一般情况，难以耐受化疗，且考虑目前肿瘤仅侵犯右侧输尿管口，故选择行根治性膀胱切除术。

（二）手术方式的选择

开放手术、腹腔镜手术或机器人辅助腹腔镜的手术。

该患者高龄、既往病史复杂，且曾有腹部手术及腹腔感染的病史，一方面，需在相对较短的时间内完成手术；另一方面，有极大的可能需面临严重的腹腔内肠道粘连。对于传统的腹腔镜技术，因为手术器械的局限，我们认为不是较好的选择。开放手术因为可以发挥人手的灵活性，在肿物周边的保护、肿物切除及创面修复方面，相比腹腔镜具有较好的优势，可以选择，但是因为根治性膀胱切除手术的开放手术切口较大，创伤较大，且术区位置较深，处理膀胱后壁、前列腺部位的手术难度大，以及术后恢复较慢，不适合该患者。机器人辅助腹腔镜技术，因为具有高清的 3D 手术视野及灵活可变角度的操作器械，尤其对于膀胱、前列腺这类深部手术有极大的优势，可能更适合该患者的治疗，经同家属沟通，患者选择了机器人辅助腹腔镜手术。

（三）尿流改道方式的选择

原位新膀胱术、回肠通道术、输尿管皮肤造口术。

患者高龄，既往有阑尾切除术后化脓性腹膜炎病史，考虑存在严重的肠道粘连，肠道情况不佳，为降低术后肠道并发症风险，且需尽量缩短手术时间，经综合考虑，该患者适合采用输尿管皮肤造口术。同时，该患者存在右侧输尿管口受侵犯的可能，术中需尽量多地切除远端输尿管，故考虑存在输尿管长度受限的可能，必要时需行双侧输尿管皮肤造口。

三、手术步骤

1. 患者双腿外展取半截石位，常规消毒、铺单。插入16 F尿管，用10 mL生理盐水充盈球囊。向膀胱内注入灌注化疗药物后夹闭尿管（保留30分钟后打开尿管）。

于脐内侧缘切开3 mm皮肤切口，用两把巾钳于切口两侧提起脐周皮肤，气腹针建立气腹，保持腹腔压力为12~14 mmHg。建立气腹后于脐正中上方约3~4 cm处置入12 mm套管，作为机器人镜头臂通道。置入镜头，直视下放置其他套管：2个8 mm套管分别置于平脐水平线两侧距脐8~10 cm位置，其中左侧为机器人2号操作臂通道，右侧为机器人1号操作臂通道。第3个8 mm操作臂通道放在右侧操作臂通道外侧8~10 cm处。于左侧2号操作臂外上方8~10 cm处，镜头臂通道水平放置12 mm套管作为助手通道。

2. 于髂血管分叉处打开侧腹膜，先找到并游离右侧输尿管中下段至近膀胱入口处（图16-2、图16-3），再同法游离左侧输尿管（图16-4）。

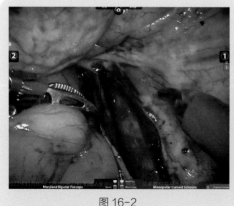
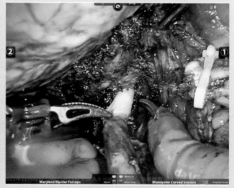

图16-2

注：打开侧腹膜找到右侧输尿管。

图16-3

注：夹闭右侧输精管，游离输尿管至膀胱入口处。

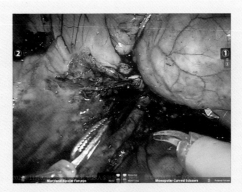

图 16-4

3. 切开两侧腹膜并向膀胱直肠陷凹处汇合（图 16-5），切开 Denonvilliers 筋膜，游离至前列腺尖部（图 16-6）。

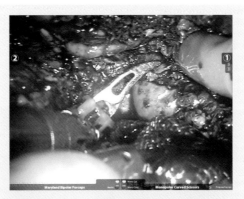

图 16-5

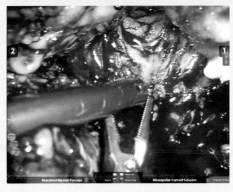

图 16-6

4. 于脐旁正中韧带外侧打开腹膜（图 16-7），保留脐旁正中韧带上段暂不离断（图 16-8），可以起到悬吊固定膀胱的作用。

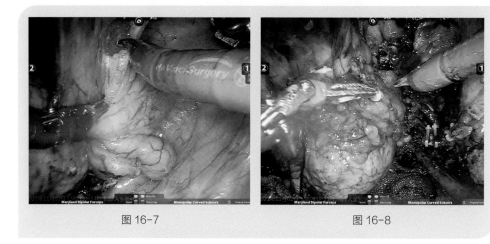

图 16-7　　　　　　　　　　　　　　　图 16-8

5. 显露并打开盆内筋膜（图 16-9），游离前列腺尖部（图 16-10）及尿道括约肌。

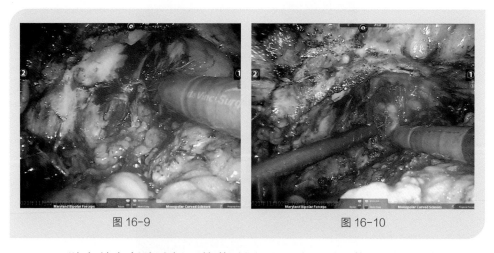

图 16-9　　　　　　　　　　　　　　　图 16-10

6. 游离并离断膀胱侧血管蒂（图 16-11），可以使用切割闭合器或 Hem-o-Lok。

7. 离断脐正中韧带（图 16-12）。

8. 缝扎背深静脉复合体（图 16-13），切开尿道前壁（图 16-14），在靠近前列腺尖部处用 Hem-o-Lok 夹闭尿道（图 16-15），至此完整切除膀胱、前列腺（图 16-16）。

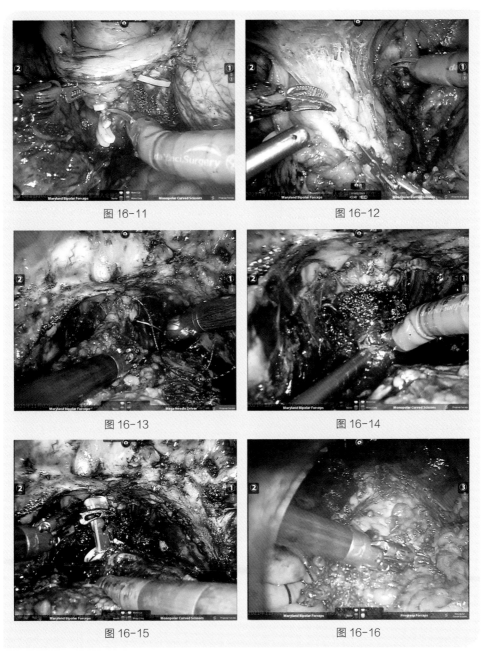

图 16-11

图 16-12

图 16-13

图 16-14

图 16-15

图 16-16

四、术中及术后情况

（一）术中情况

术中见腹腔内大量腹腔积液，多处肠管及腹壁粘连，集中于右下腹部，且腹膜明显增厚，组织层次分界差，操作时可明显感到腹膜及游离的输尿管、输精管、前列腺、精囊等粘连明显、质地韧、易出血。

（二）术后病理

1. 膀胱右侧壁隆起型高级别浸润性尿路上皮癌伴多灶状坏死，肿瘤大小 3.6 cm×1.8 cm×1.7 cm，肿瘤部分伴有鳞状细胞分化，部分呈印戒细胞样；癌侵及膀胱壁浆膜层，并广泛累及膀胱各壁、双侧输尿管、尿道入口及前列腺浆膜表面和肌层，双侧精囊腺未见癌累及；可见神经浸润及多处脉管内癌栓。

2. 临床送检（左侧输尿管末端）及（右侧输尿管末端）均可见癌（印戒细胞样）；双侧输精管断端可见癌（印戒细胞样）；前列腺尖端切缘局部浆膜表面可见癌（印戒细胞样）累及。

3. 前列腺可见前列腺腺泡腺癌（Gleason 评分 3+3=6 分），肿瘤呈片状及小灶状分布于前列腺组织内，癌未累及尿道和前列腺被膜。

（三）术后恢复

患者术后 15 天出现急性肠梗阻，经保守治疗 5 天后无明显好转，予行剖腹探查＋横结肠造口术，术中探查可见大网膜与肠系膜和腹壁部分粘连，小肠无异常，横结肠水肿扩张明显伴浆膜面部分撕裂。术后患者恢复可，出院。

五、术后思考

该患者高龄、一般情况差，既往有阑尾切除术合并化脓性腹膜炎病史，根据术中所见，肠粘连主要集中于右下腹部，且脏腹膜明显增厚，质地变韧。我们认为，腹膜增厚、质地变韧对于手术有着直接影响，如导致在游离输尿管、输精管、前列腺、精囊时组织层次不清、粘连明显。而肠粘连对于手术的影响主要体现在套管置入过程中，需避开粘连，如无法避开，则需借助其他部位套管，先行腹腔镜下肠粘连松解术。以往临床多认为实施腹腔镜手术治疗时，腹腔粘连是相对禁忌证，目前腹腔镜手术治疗腹腔粘连的成功率明显提升，但仍需术前对患者进行充分评估。

肠梗阻是机器人辅助腹腔镜根治性膀胱切除术后最常见的早期并发症之一，发病率在国内外均处于较高水平。以往的研究显示，术后早期肠梗阻（30天内）的总体发生率达 1.58%～23.5%。目前，大多数术后肠梗阻被认为是手术导致的炎症反应及腹腔粘连造成的，这种粘连术后即可在肠道中开始形成。研究显示，高龄、ASA 分级、尿流改道方式、低钾血症、低蛋白血症、术中大量失血是术后早期肠梗阻的独立危险因素。根据剖腹探查所见，该患者肠梗阻的主要原因为结肠系膜粘连，且患者存在高龄、ASA 分级＞2 级、术后低钾和低蛋白血症，以及术后消耗导致的贫血，这些因素也是引起肠梗阻的常见原因。因此，对于高龄、ASA 分级＞2 级、既往有腹部手术病史的患者，应术中减少胃肠暴露，尿流改道选择输尿管皮肤造口，加强术后管理，及时纠正低血钾和低蛋白血症，以减少术后早期肠梗阻的发生。

综上所述，对于高龄、既往有腹部手术病史的非转移性肌层浸润性膀胱癌患者，机器人辅助腹腔镜根治性膀胱切除术仍是可选择的治疗方式，但仍需注意：①术前进行充分的评估，改善患者状况，同时告知患者可能的风险，如粘连严重无法成功置入套管、副损伤、术后肠梗阻等；②术中借助机器人手术的优势，仔细游离，避免肠管及周围脏器损伤；③术后加强管理，及时纠正不良征象，以及注意术后早期发生率相对较高的并发症，如感染、肠梗阻及淋巴漏。

经腹腔途径乙状结肠膀胱扩大术

一、病历资料

患者中年男性，主因尿频、尿急 2 年，加重伴肉眼血尿 1 个月入院。

现病史：患者 2 年前开始出现尿频，并逐渐加重，日间需小便 10 余次，夜间 5～6 次，伴有尿急、尿痛，无胸闷、心悸，无腹胀、腹泻，无排尿费力，自服抗生素，但无明显好转。1 个月前上述症状明显加重，每隔 20～30 分钟需解小便一次，并开始出现血尿，为肉眼血尿，有血块，伴有排尿费力。今为确切诊治来我院，行超声及 MRI 检查，提示膀胱容量明显缩小，不足 50 mL，膀胱内有积存血块，为确切治疗收入病房。患者自发病以来，饮食、睡眠不佳，体重无明显变化。

既往史：吸毒史 10 余年，吸烟史 20 年，每天 1 包。否认肝炎、结核等传染病病史，否认高血压、糖尿病、心脏病病史，否认手术及外伤史。无药物、食物过敏史。

专科查体：无阳性体征。

辅助检查：腹部 MRI 如图 17-1 所示。

临床诊断：膀胱挛缩。

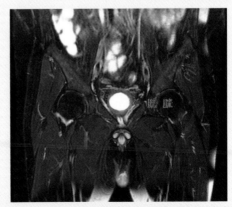

图 17-1

二、术前思考

（一）膀胱扩大术适应证

①结核性膀胱挛缩，体内其他部位结核已经稳定；②吸毒导致的膀胱挛缩；③间质性膀胱炎久治不愈；④低顺应性神经源性膀胱导致肾积水。

（二）膀胱扩大术禁忌证

①膀胱挛缩的病因未能解除；②尿道存在严重狭窄暂未治愈；③肠道存在器质性疾病；④尿道括约肌功能不良。

（三）术式选择

①回肠膀胱扩大术；②回盲肠膀胱扩大术；③乙状结肠膀胱扩大术（回肠和乙状结肠膀胱扩大术应用较多）。

三、手术步骤

1. 切开盆底腹膜，进入腹膜外间隙（图 17-2），在尿道探子或尿管指引下，找到膀胱位置，并打开膀胱（图 17-3）。

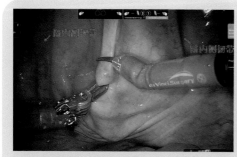

图 17-2

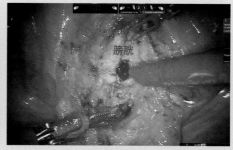

图 17-3

注：膀胱内有积存血块。

2. 吸净膀胱内液体（图 17-4），扩大膀胱切口（图 17-5）。钝性和锐性结合游离膀胱壁组织（图 17-6），至少超过膀胱上半部，使病变的膀胱壁被完全游离显露。

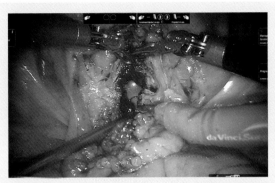

图 17-4

注：吸出膀胱内血块，可见尿管气囊。

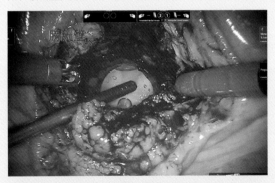

图 17-5

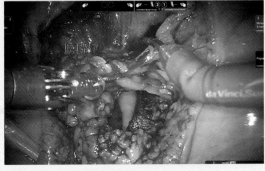

图 17-6

3.尽可能多地切除病变的膀胱壁组织（图17-7），同时要注意保护双侧输尿管开口和膀胱三角区（图17-8）。

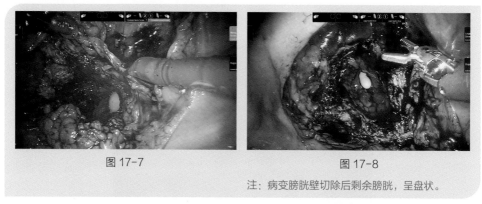

图17-7　　　　　　　　　　　　　　　　图17-8

注：病变膀胱壁切除后剩余膀胱，呈盘状。

4.选取长约15 cm的乙状结肠（图17-9），选取乙状结肠的原则：①长度大约15 cm；②预估选取的肠管游离后与膀胱吻合时没有较大张力。使用直线切割闭合器分别离断欲选取乙状结肠的远心端（图17-10）和近心端（图17-11），选取的乙状结肠段放置一旁待用。

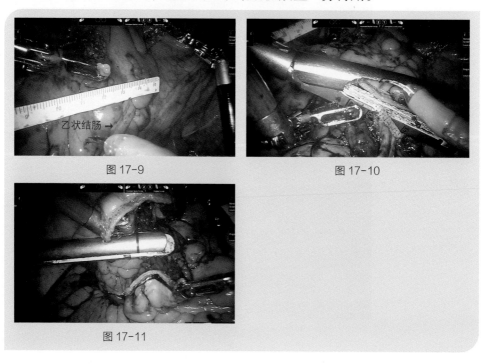

图17-9　　　　　　　　　　　　　图17-10

图17-11

5. 剪刀剪开被直线切割闭合器封闭的乙状结肠近心端（图 17-12），向管腔内置入管状肠管吻合器近心端（图 17-13），然后缝合切口以固定管状肠管吻合器近心端（图 17-14）。

6. 经肛门置入管状肠管吻合器远心端（图 17-15），吻合器远心端尖部从乙状结肠断端穿出（图 17-16）。乙状结肠吻合之前，应将乙状结肠的肠脂垂剥离切除，防止其嵌入吻合口影响肠管愈合。然后，吻合器两

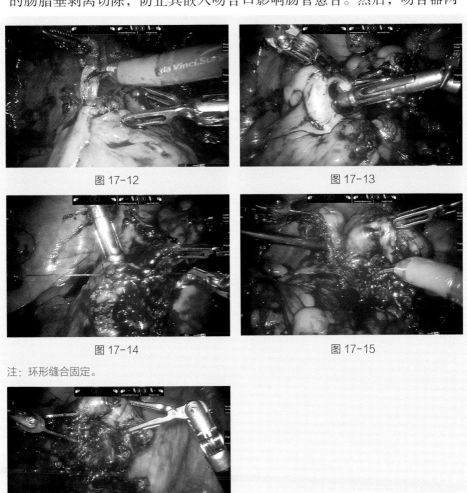

图 17-12

图 17-13

图 17-14

图 17-15

注：环形缝合固定。

图 17-16

端对接吻合离断的乙状结肠（图 17-17），吻合后的乙状结肠如图 17-18 所示。

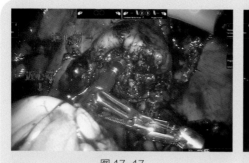

图 17-17　　　　　　　　　　　　　　图 17-18

7. 自游离膜缘完全切开游离的结肠（图 17-19），使其去管化（图 17-20）。

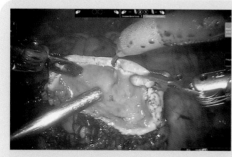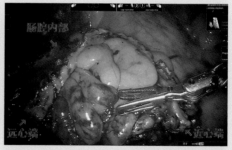

图 17-19　　　　　　　　　　　　　　图 17-20

8. 自切开的乙状结肠中间部位开始连续缝合肠管（图 17-21），保留一侧肠缘不予缝合（图 17-22），使缝合好的乙状结肠呈帽子状（图 17-23）。

9. 将乙状结肠与膀胱进行吻合（图 17-24）。

10. 吻合完毕，腹腔内留置引流管（图 17-25），用标本袋收集标本并于腹部另切口取出，缝合切口，手术结束（图 17-26）。

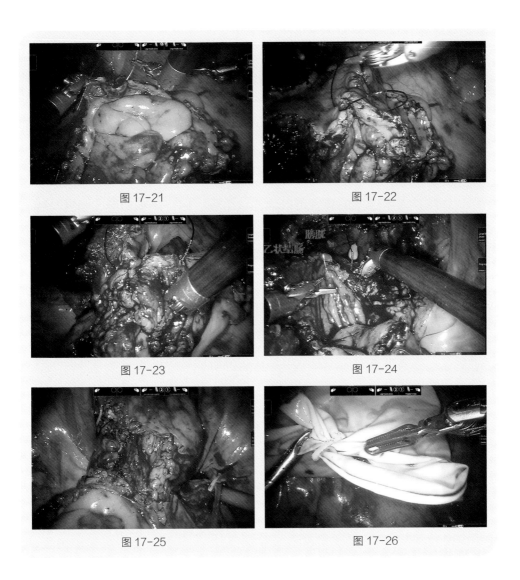

图 17-21   图 17-22

图 17-23   图 17-24

图 17-25   图 17-26

四、术后思考

手术中应特别注意的问题如下。

1. 要尽量多地切除病变的膀胱，防止术后吻合口不愈合及膀胱内仍存在病变等情况。

2. 去除病变的膀胱组织时，要注意防止损伤双侧输尿管开口。因为膀胱黏膜存在病变，故有时输尿管开口不易辨认，术中可以加用呋塞米使输尿管开口喷尿以利辨认。

3. 所取的用作扩大膀胱的肠管不宜过长，否则容易导致术后大量尿液残留合并感染、上尿路积水等情况。

4. 用管状肠管吻合器吻合乙状结肠时，要去除乙状结肠表面的肠脂垂，防止影响肠管的愈合，导致肠瘘。

膀胱扩大术选取的肠管可以为乙状结肠、回盲肠或回肠，肠管与膀胱吻合方法也有多种，如扇形吻合、帽形吻合、猫尾形吻合、T 形吻合、环形吻合等。另外，肠管可以去管化也可以不做去管化，根据所选用肠管部位的不同和医生的经验进行选择。

以往多选择开放手术，近些年开始有文献报道采用全腹腔镜方式行腔镜下肠管重建吻合，但缝合肠管所需时间和技术难度极高，手术耗时也较长，影响术者对手术方式的选择。本病例选择全腹腔镜下机器人辅助乙状结肠膀胱扩大术，充分发挥了机器人缝合快速、精确的优势，大大缩短了手术时间。

病例 18

膀胱部分切除术后膀胱全切术

一、病历资料

患者 58 岁，中年男性，慢性病程，主因膀胱部分切除术后 3 年半，肉眼血尿 1 周入院。

现病史：患者曾因"肉眼血尿"于 2016 年 11 月在我院行经尿道膀胱肿瘤电切术，术后病理回报"膀胱腺癌，中等分化"。据病理报告，当时即建议患者行根治性全膀胱切除 + 尿流改道术，但患者考虑对生活质量影响较大，拒行。在被充分告知肿瘤残留、复发、转移等风险后，患者于 2016 年 12 月，在全麻下行腹腔镜下膀胱部分切除 + 脐尿管切除 + 盆腔淋巴结清扫术。术后病理未见淋巴结转移。术后未行规律膀胱灌注或其他辅助治疗。此次入院前 1 周，患者无诱因出现肉眼血尿，无尿频、尿急、尿痛，无腰痛、发热。就诊于当地医院行泌尿系CT 检查提示"膀胱前壁增厚"。于当地医院行膀胱镜活检提示"膀胱腺癌"。为求进一步治疗来我院就诊，门诊以"膀胱腺癌复发"收住病房。

既往史：诊断高血压 10 余年，现口服"硝苯地平缓释片"，血压控制良好。诊断冠心病 5 年，现无症状，未予特殊治疗。既往曾行"双侧腹股沟疝修补术"。否认糖尿病病史，否认肝炎、结核、伤寒等传染病病史。吸烟 20 余年，约 7 支 / 日，已戒烟三年半。饮酒 20 余年，约 50 g/d。

专科查体：下腹正中可见长约 15 cm 手术切口，双侧腹股沟各见长约 10 cm 手术切口。无其他明显阳性体征。

辅助检查：泌尿系统 CT 增强（图 18-1）提示膀胱前上壁增厚，右侧腹股沟疝不除外。

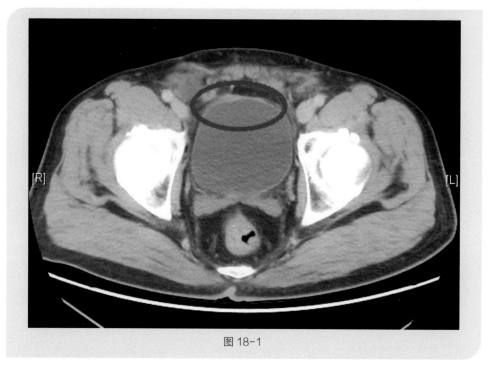

图 18-1

术前诊断：膀胱腺癌复发；膀胱部分切除术后；双侧腹股沟疝修补术后；高血压；冠心病。

二、术前思考

患者膀胱腺癌复发，尚未发现远处转移，无手术禁忌，存在根治性全膀胱切除 + 尿流改道手术指征，心、肺、肝、肾等器官手术耐受力尚可。患者和家属同意行根治性膀胱切除手术。拟于全麻下行机器人辅助腹腔镜下根治性全膀胱切除 + 回肠膀胱术。

既往曾行腹腔镜下膀胱部分切除 + 脐尿管切除 + 盆腔淋巴结清扫术，另行双侧股沟疝修补术，放置补片。术后肠管、大网膜等器官相互粘连，以及与腹壁、盆壁粘连预期较为严重。术前泌尿系统 CT 提示右侧腹股区域腹壁疝复发可能，但无法全面掌握既往膀胱部分切除术后腹腔、盆腔内器官粘连情况，宜于原手术切口上，先行置入腹腔镜，仔细观察。

根据粘连情况可采取如下方案：方案一，粘连不重，可常规设置机器人各 trocar，直接利用机器人手臂行全膀胱切除术；方案二，有粘连，但可避开粘连处打 trocar，通过腹腔镜或机器人手臂进行肠粘连松解后，再行全膀胱切除术；方案三，粘连过重，考虑设置 trocar 或腹腔镜下游离膀胱困难，改行开放手术。

术中还需要游离部分回肠，行回肠膀胱术。输尿管 – 回肠膀胱拟行 Wallace 法吻合，即两侧输尿管先行"竹片化"修剪后，再行输尿管末端侧 – 侧吻合，再与回肠行端 – 侧吻合，Wallace 法术后吻合口狭窄率、尿漏率均较低。应充分估计手术难度及手术时长。利用 Ligasure、肠管吻合器等手术器械，缩短手术时间。

与患者及家属充分沟通，包括因腹腔、盆腔内器官粘连严重需要中转开放手术的可能，不能完整切除膀胱的可能；还有因手术时间过长，术后可能入 ICU 病房监护等可能。

三、手术步骤

麻醉成功后取平卧位，头低脚高约 25°。下腹部术野皮肤采用碘酊、酒精消毒，会阴部皮肤采用碘伏消毒，铺无菌巾单，留置导尿管。于原下腹正中切口上方 2 cm 处，做 1.5 cm 切口。考虑患者可能存在肠粘连，为避免使用常用的 Veress 气腹针盲插造成肠管损伤，采用了 Hasson 技术，直视下逐层切开腹壁进入腹腔，术者伸入小指探查周围无粘连后，置入 12 mm trocar，注入 CO_2，保持 15 mmHg 气腹压。

置入腹腔镜镜头，可见腹腔内肠管及大网膜与腹壁、盆壁多处粘连，尤以右下腹近腹股沟管内环口位置、原腹壁疝术区粘连较重（图18-2）。决定采用方案二，即使用腹腔镜器械先行肠粘连松解，再放置机器人手臂。在腹腔镜直视下，小心避开粘连位置，分别于两侧腹直肌外侧缘、脐下1 cm水平，置入8 mm trocar，于左侧髂前上棘内上方2 cm置入12 mm trocar。通过以上3孔使用腹腔镜器械，进行肠粘连松解术，尤其是右侧原腹壁疝术区粘连较重的位置（图18-3）。完成粘连松解后，在腹腔镜直视下，于右侧髂前上棘上方2 cm置入8 mm trocar。

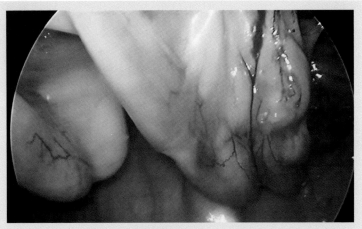

图 18-2

注：腹腔镜镜头下提示腹腔内肠管多处粘连。

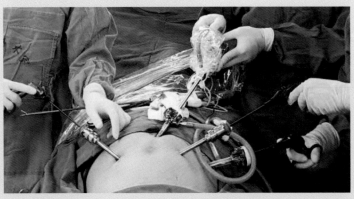

图 18-3

注：避开既往手术切口及肠粘连，先行腹腔镜下粘连松解。

二、诊疗思路

（一）该患者诊断及临床分期

入院后将该患者病理切片请我院病理科会诊后证实为右侧睾丸胚胎癌。根据入院后相关检查，可以基本排除双肺、肝脏等器官转移。B 超提示腹膜后多个低回声结节，考虑淋巴结，但 MRI 检查未发现明确肿大的淋巴结，尚不能明确是否发生淋巴结转移。入院后初步评估肿瘤临床分期为 $T_2N_XM_0$。

（二）治疗方案确定

对于睾丸肿瘤，腹膜后转移是最早发生的睾丸外转移。有研究报道，睾丸根治性切除术后，行腹膜后放疗或者腹膜后淋巴结清扫术可以明显提高肿瘤特异性生存率。腹膜后放疗虽然损伤小，但是其主要的缺陷是临床分期不准确，并且如果放疗后复发，将对进一步的手术治疗带来非常大的困难。而腹膜后淋巴结清扫术的优势在于，可以清除早期肿瘤患者可手术的病变，并且可以更准确地得到临床分期。该患者年龄较轻，目前不能明确是否发生淋巴结转移，因此，建议其行机器人辅助腹膜后淋巴结清扫术。

（三）手术的难点

机器人辅助腹腔镜下腹膜后淋巴结清扫术手术难度大，需要清除腹膜后大血管，如下腔静脉、腹主动脉、肾动脉、肾静脉等周围的淋巴组织，需要较高的手术技巧，术中发生大出血、术后发生淋巴漏等并发症的概率较高。

四、手术步骤

（一）患者体位及麻醉方式

气管插管全身麻醉后，患者取 70° 斜侧卧位，手术床调整为 10° 头低脚低位置。用塑形垫固定体位。

（二）trocar 位置

用气腹针法于脐缘穿刺，制备气腹。套管放置：于脐外上方腹直肌外侧缘放置 12 mm 套管，置入 30° 机器人窥镜；直视下于腹直肌外侧缘的肋缘下、髂前上棘内侧、脐与耻骨联合连线的中点外侧腹直肌外侧缘，分别置入第 1 臂、第 2 臂和第 3 臂；另于腹正中线上第 1 臂与镜头通道连线中点及第 3 臂与镜头通道连线中点分别置入 2 个 10 mm trocar，作为助手辅助通道，用于协助脏器显露、结扎血管及吸除出血，并且在腹正中线剑突下位置置入 5 mm trocar，以放置持针器抬高肝脏。

（三）手术步骤

1. 游离生殖静脉：于髂外动脉外侧打开侧腹膜，显露下面的生殖静脉，提起生殖静脉，向内环方向游离生殖静脉及附着的淋巴结和脂肪组织（图 19-1），找到根治性睾丸切除术中结扎的精索残端并离断（图 19-2），

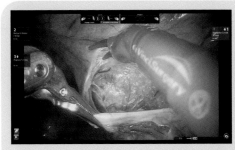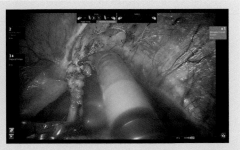

图 19-1   图 19-2

提起生殖静脉向头侧尽可能游离。

2. 调换操作臂，游离和显露腹膜后间隙：在结肠肝曲处离断肝结肠韧带（图 19-3），用带自锁装置的持针器上挑肝脏。沿结肠旁沟切开侧腹膜，侧腹膜打开范围：下至髂血管附近，与生殖静脉游离时侧腹膜的开口相接；上至结肠肝曲，和打开肝结肠韧带时侧腹膜的切口相接，使升结肠垂向内侧显露下腔静脉（图 19-4）。沿下腔静脉表面锐性分离十二指肠，并推向内侧。

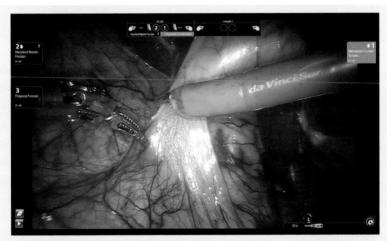

图 19-3

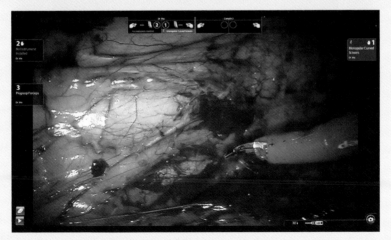

图 19-4

3. 进一步游离生殖静脉：提起生殖静脉，沿下腔静脉表面向头侧游离（图 19-5），在生殖静脉汇入下腔静脉处结扎离断生殖静脉（图 19-6），清除生殖静脉及周围淋巴结脂肪组织（图 19-7）。

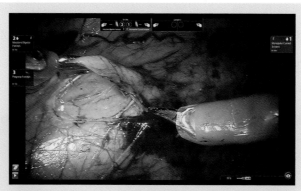

图 19-5

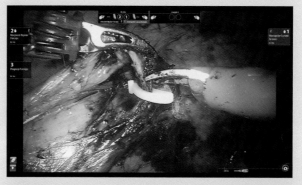

图 19-6

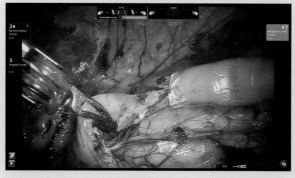

图 19-7

　　4. 右输尿管和下腔静脉之间的淋巴清扫：切开下腔静脉的血管鞘，尾侧至输尿管跨越髂血管处，头侧至肾静脉水平。清理输尿管和下腔静脉之间的淋巴结脂肪组织，内侧界为下腔静脉外侧缘，尾侧至输尿管跨越髂血管处，外侧界为上段输尿管内侧，头侧界为右肾静脉。用3臂牵起输尿管外侧的筋膜，在输尿管内侧游离至肾门，清扫肾门、下腔静脉和输尿管之间的淋巴结脂肪组织（图 19-8）。

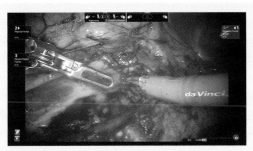

图 19-8

　　5. 下腔静脉和腹主动脉之间的淋巴清扫：从左肾静脉汇入下腔静脉处开始游离下腔静脉，在左肾静脉下缘切开下腔静脉血管鞘，此为上界；游离下腔静脉的后壁，腰静脉则给予结扎离断，清扫下腔静脉后方和腰肌之间的淋巴结脂肪组织，此为外界；沿腹主动脉表面游离，腹主动脉左侧壁为内界；至肠系膜下动脉起始部，此为下界。清扫过程中，注意游离和保护腰动脉。将下腔静脉和腹主动脉之间的淋巴结脂肪组织清扫。至此，整个右侧腹膜后淋巴结清扫完毕（图 19-9）。

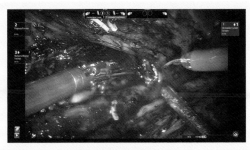

图 19-9

（四）术后处理

术后即可拔除胃管，留置尿管，记 24 小时尿量。术后第一天可进流食，为减少淋巴漏可给予低脂饮食，术后逐渐增加活动量，2 周后活动可无限制。

五、术后关于并发症及预防的思考

（一）血管损伤

术中最常发生的血管意外损伤是腰血管损伤，还包括肾蒂血管、腹部大血管等的损伤。小血管的损伤经凝固止血或氧化纤维素止血纱布填压后，通常能控制而不影响手术操作，一般无须术中转开放手术。对大血管，如下腔静脉的损伤，宜采用镜下缝合血管壁裂口，可以较好地控制出血。腹腔镜下缝合血管壁裂口对术者腔内缝合打结技术的熟练程度有一定要求。处理血管损伤时应保持冷静，用腔内拉钩推开周围组织以获得出血区域的良好显露，同时增加气腹机补气量以维持 16 mmHg 气腹压，以适当减少出血量。

（二）逆行射精

术后少数患者会出现逆行射精。术中精细解剖并旷置腰交感神经节 / 链，可预防术后逆行射精。

（三）淋巴漏

术前低脂饮食和术中仔细结扎淋巴束可有效减少淋巴漏。

右侧肾癌伴下腔静脉癌栓切除术

一、病历资料

男性，70 岁，主因无痛性肉眼血尿 4 月余入院。

现病史：患者因无痛性肉眼血尿于当地医院就诊，行 CT 检查发现右肾富血供肿瘤，肿瘤最大约 5.6 cm×6.6 cm×7.9 cm，病变侵及下腔静脉。穿刺病理提示肾透明细胞癌。于院外行术前靶向治疗 3 个月，复查显示原发肿瘤最大缩小为 4.5 cm×5.5 cm×6.7 cm，癌栓高度降低 1.5 cm。超声造影提示近心端癌栓合并血栓可能。经评估后再次入院拟行手术治疗。

辅助检查：影像资料如图 20-1 所示。

术前诊断：右肾癌伴下腔静脉癌栓（Mayo Ⅲ级）；2 型糖尿病。

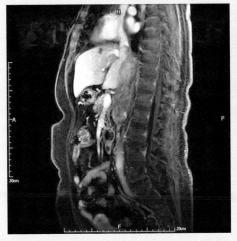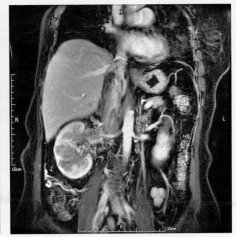

图 20-1

二、术前思考

综合考虑影响肾癌伴癌栓手术策略的影响因素，决定手术策略的选择包括癌栓高度/分级、原发肿瘤侧别、侧支循环建立情况、腔静脉壁侵犯情况、是否合并近/远心端血栓等。

（一）癌栓分级系统及对应手术策略

目前使用最广泛的癌栓 Mayo 五级分类法提出于开放手术年代，仅考虑了癌栓的高度这一影响因素，临床实践发现其在指导机器人及腹腔镜微创手术策略的制定方面略显不足，尤其是 II 级癌栓分级标准过于宽泛，包涵了多种手术策略。近年来有学者根据自己的临床经验和技术特点针对某一类分级的下腔静脉癌栓提出了相应的手术策略和再分类依据，但均未形成系统性的手术技术体系。中国人民解放军总医院张旭教授团队针对 Mayo Clinic 分级系统的缺陷，围绕"下腔静脉阻断顺序和重建策略"这一关键临床问题，通过应用解剖学研究，发现第一、第二肝门血管和肠系膜上动脉是制定手术策略的关键解剖标志，明确了不同解剖学特征的血管阻断顺序和重建策略，并首次报道了机器人 IV 级癌栓手术。他们依据术前影像学可辨认的解剖标志，并按照"每一级疾病分类对应同一类处理策略"的原则提出了针对不同分级癌栓的机器人手术策略。

对于左侧肾癌伴肾静脉癌栓，根据其是否跨越肠系膜上动脉将其分为 0a 级及 0b 级。对于 0a 级肾静脉癌栓的手术策略是只需行肾肿瘤根治性切除术；对于 0b 级肾静脉癌栓，由于肠系膜动脉的隔挡，很难分离至癌栓远端，对应的策略为术前行肾动脉栓塞，先左侧卧位分离下腔静脉，显露左肾静脉后用直线切割器离断左肾静脉，然后换右侧卧位行左肾肿瘤根治性切除术。下腔静脉 I 级和 II 级癌栓的分类以第一肝门作为分界点。对于第一肝门以下的下腔静脉癌栓采用阻断癌栓远端及近端下腔静脉、肾静脉及其余属支，然后切开取癌栓的策略。该技术相对于Milk方法更加安全、可靠。Ⅱ级癌栓则涉及游离右肝及离断部分肝短静脉，但不需要阻断肝脏血流。Ⅲ级则需要游离左右肝叶，将肝脏推向尾侧，阻断第一肝门及膈下下腔静脉，术中可能需要静脉 – 静脉转流。Ⅳ级癌栓则需建立体外心肺循环，联合心血管外科阻断上腔静脉切开心房取栓。

（二）下腔静脉离断的术前决策

既往文献报道在癌栓切除术中离断下腔静脉多为术中被动选择，多见于癌栓质地松软、下腔静脉壁受侵犯、癌栓与静脉壁粘连严重或癌栓合并远心端长段血栓等术中存在取栓失败风险的患者。下腔静脉癌栓对静脉的侵犯程度和范围，决定了下腔静脉重建策略，因此，如何通过多参数影像学评估和术中实时动态影像学检查判断癌栓质地、成分及与腔静脉壁的关系，成为该类手术成功实施的重要先决条件。部分研究提出了下腔静脉癌栓离断策略的影响因素，包括癌栓高度、下腔静脉管腔阻塞程度、侧支循环建立情况、癌栓是否侵犯腔静脉壁、原发肿瘤侧别及是否合并远心端血栓。

下腔静脉离断的术式分为完全离断和部分离断，而基于解剖学研究，左右侧别的离断节段选取也有所不同，因为右肾静脉直接汇入下腔静脉，一般无属支，而左肾静脉具有丰富的属支，左右肾静脉的解剖学差异造成了其对下腔静脉离断后血流动力学改变的代偿能力有所不同。对于右侧肾肿瘤，如果癌栓高度位于第二肝门水平以下，用直线切割器依次离断癌栓近心端、左肾静脉和癌栓远心端，下腔静脉远心端离断后不需要重建。如果癌栓高度达到或超过第二肝门，于第二肝门水平切开下腔静脉，将癌栓头端拖出后重建第二肝门上方下腔静脉，随后离断第二肝门以下的含瘤段下腔静脉。而对于左侧肾癌伴下腔静脉癌栓的患者，在不选择人工血管替代的情况下，离断节段应在右肾静脉开口水平以上，以保证右侧健肾的血流动力学稳定。

（三）侧支循环建立情况的评估

侧支循环建立的情况可通过下腔静脉造影、CT、MRI 及超声造影协助评估。CT 增强造影或 MRI 水成像对于静脉系统具有很好的提示作用，可用于评估侧支循环情况，但具有一定的不确定性。有研究认为，约有60% 患者的实际结果与术前评估结果不相符。随着下腔静脉造影的安全性不断提高，该方法在明确腔静脉侧支循环的形成规律上表现出其独特的诊断优势，已经成为术前评估的重要影像学手段，尤其针对 CT/MRI 提示下腔静脉管腔梗阻严重的患者。超声作为一种方便、快捷的技术手段，对术前及术中手术策略的指导均具有重要价值，尤其是通过术中腔内超声结合超声造影技术，可精确定位侧支循环主干，辅助离断节段的选取，保护已经建立的侧支循环。

（四）癌栓侵犯腔静脉壁的术前评估

术前诊断癌栓侵犯下腔静脉壁存在一定挑战且尚无统一标准，有研究认为，肾静脉开口处管径扩张 ≥ 24 mm 可能提示下腔静脉壁受累。普遍认为，相对于 CT 检查，MRI 预测静脉壁侵犯具有一定优势，研究结果表明，在 MRI 检查中下腔静脉管腔被完全填充及静脉壁中断破坏是诊断静脉壁侵犯的可靠征象。癌栓侵犯静脉壁在超声造影显像中的具有特征性表现，该检查具有高分辨率、术中实时监测、多角度成像等优势，能让术者更直观地了解癌栓血供情况及腔静脉壁可疑侵犯区域，具有较高的临床应用价值。

（五）术前血栓形成及抗凝治疗

肾癌伴下腔静脉癌栓合并血栓并不罕见，部分患者远端血栓可达髂血管分叉处，增加了围手术期癌栓脱落致死的风险及术中取栓的难度。

术前 MRI 可协助判断血栓位置及长度。对于癌栓合并血栓的患者，推荐术前行抗凝治疗，从诊断发现癌栓和血栓时开始用药，推荐使用低分子量肝素抗凝治疗，用药至手术前 24 小时，维持国际 INR 值为 2～3，术后 48 小时继续抗凝治疗，维持使用 6 个月。对于肿瘤或癌栓未能完整切除者、伴有转移者、需要进行系统性治疗或者合并肺栓塞的患者慎用抗凝治疗。对于癌栓远端广泛合并血栓，符合离断适应证并且侧支循环形成充分的患者，建议术中进行下腔静脉离断，以防止血栓脱落发生栓塞。

（六）手术预案

该患者被诊断为右肾癌合并下腔静脉癌栓，腔静脉造影提示侧支循环建立良好，综合考虑术前影响决策的关键临床因素，选取下腔静脉离断手术策略，同时针对右侧肾癌伴癌栓，遵循"优先控制下腔静脉，后处理原发灶"的策略。

该类手术是泌尿外科风险极高的术式之一，术中常面临大出血、癌栓脱落等风险，尤其对于癌栓高度接近或超过第二肝门的患者，手术技术涉及左右翻肝、开胸及建立体外循环。建议通过多学科诊疗模式共同探讨治疗方案及个体化手术决策，多学科综合治疗团队包括但不限于肝胆外科、心血管外科、血管外科、麻醉手术中心、重症医学科、介入放射科、肿瘤内科、放射科、超声科、病理科等。

三、手术步骤

1. 体位和 trocar 布局：麻醉成功后，取左斜卧 30° 小截石位，摇床使患者处于头高脚低位（图 20-2）。3 个 12 mm 套管位置分别为：腹直肌旁右上腹部，用于放置镜头；脐下 1 cm，用于辅助器械使用；脐上约 6 cm，位于镜头孔及第 1 机械臂孔连线中线水平，用于辅助器械进出使用（必要时）。3个8mm机器人套管分别放置于肝下缘约2cm的右侧腋前线、正中线和左侧锁骨中线水平，分别用于放置3个机械臂。取瘤栓时采用7个套管技术（图20-3）。将腹直肌外侧缘脐右上方约4cm处标记为镜头孔，切开1.5cm皮肤，置入12mm一次性套管，经此套管置入达·芬奇机器人手术镜头。距镜头孔约8cm，于右侧肋缘下锁骨中线偏内侧，标记为第1机械臂孔；右下腹距镜头孔约8cm，与第1机械臂孔成120°夹角处标记为第2机械臂孔；第2机械臂孔内下方6cm，与第1机械臂孔成近180°夹角处，标记为第3机械臂。在上述3个标记孔处切开8mm皮肤，窥镜直视下置入8mm机器人专用套管，并经该套管置入和连接达·芬奇SI系统第1、第2、第3机械臂；于剑突下置入5mm套管，在第1机械臂孔与镜头孔之间、镜头孔与第3机械臂孔之间分别置入一个12mm一次性套管，置入吸引器、结扎夹、直线切割器等辅助器械辅助术者操作。第1机械臂臂连接单极剪，第2机械臂连接双极钳，第3机械臂连接无创钳。

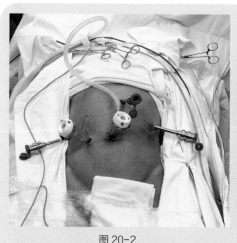

图20-2

注：翻肝体位trocar布局。

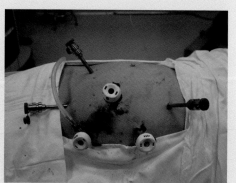

图20-3

注：取栓体位trocar布局。

2. 肝脏游离：依次游离、切开肝结肠韧带、肝肾韧带及肝镰状韧带等结构，使肝右侧叶充分游离后，从辅助孔置入持针器钳夹侧腹壁，向上牵开肝脏（图20-4）。

3. 显露下腔静脉：切开侧腹膜，下至髂窝，上至结肠肝曲，进入右侧腹膜后间隙，下垂升结肠，打开肾周筋膜前层，向内分离并牵开十二指肠，显露下腔静脉（图20-5）。

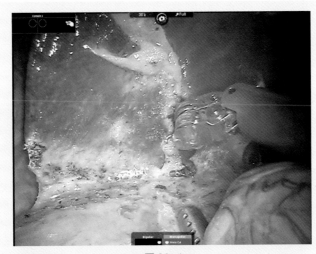

图20-4

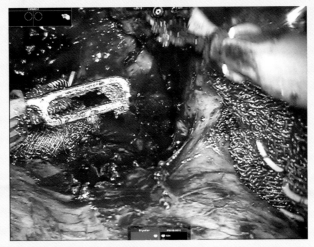

图20-5

4. 游离癌栓段下腔静脉：沿下腔静脉血管鞘充分游离癌栓所在部位的下腔静脉，首先游离下腔静脉腹侧面，充分显露右肾静脉、左肾静脉。对于 II 级以上癌栓需要向癌栓近心端游离至下腔静脉肝后段，结扎离断沿途肝短静脉（图 20-6）及右侧肾上腺中央静脉，对于较粗的肝短静脉用直线切割闭合器离断。充分向上游离下腔静脉至膈肌处，使肝左右侧叶充分游离后翻至左下方。置入腔内超声探头观察癌栓高度（必要时可行超声造影，术中协助判断癌栓近心端是否合并血栓及癌栓与腔静脉壁的关系），于膈下、第二肝门下置入细乳胶管预阻断下腔静脉（图 20-7）。

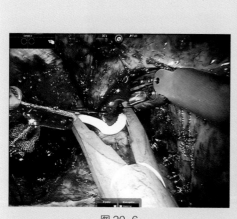 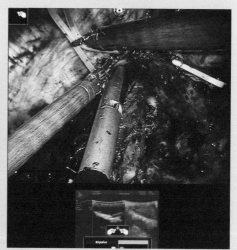

图 20-6　　　　　　　　　　　　　　　　图 20-7

注：于膈下、第二肝门下预置阻断带并置入腔内超声探头评估癌栓近心端位置。

5. 离断癌栓近心端（Tourniquet Downstairs 技术）：依次阻断第一肝门及膈下下腔静脉，于第二肝门下方切开下腔静脉壁，将癌栓远心端从第二肝门下切口处完整拖出（图 20-8），收紧第二肝门处阻断带，随后于第二肝门下离断下腔静脉（图 20-9）。对于部分癌栓直径较大、与腔静脉壁关系密切不易取出的患者，可适当延长腔静脉切口至第二肝门，取栓完成后需先重建第二肝门段腔静脉后离断。

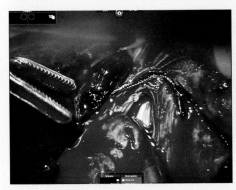
图 20-8

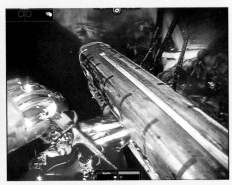
图 20-9

6. 离断左肾静脉（图 20-10）：沿腔静脉断端向远心端继续游离，充分显露右肾静脉及左肾静脉，置入腔内直线切割闭合器，离断左肾静脉。

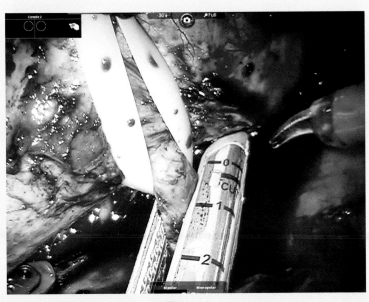
图 20-10

7. 用腔内超声判断腔静脉癌栓起始部位及侧支循环主干（图 20-11）：沿腔静脉血管鞘继续向下游离至癌栓远心端，再次置入腔内 B 超探头观察癌栓位置，通过腔内超声造影可确定癌栓与远心端血栓分界情况，判断侧支循环主干并标记定位，避免损伤，并予以选择性保留。

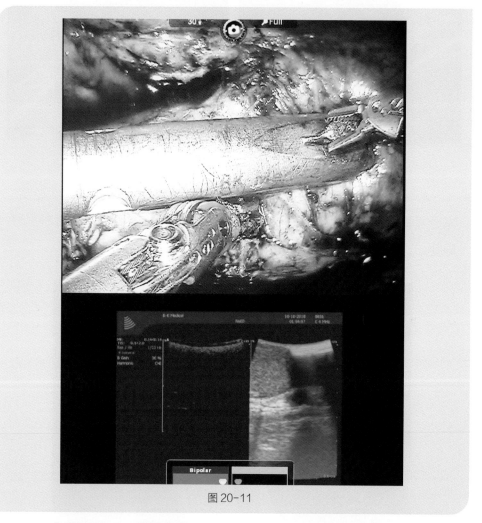

图 20-11

8. 离断癌栓远心端腔静脉（图 20-12）：于癌栓远心端置入血管束带牵拉，于血管束带外侧置入腔内直线切割闭合器切断腔静脉下段，注意保留侧支循环主干。

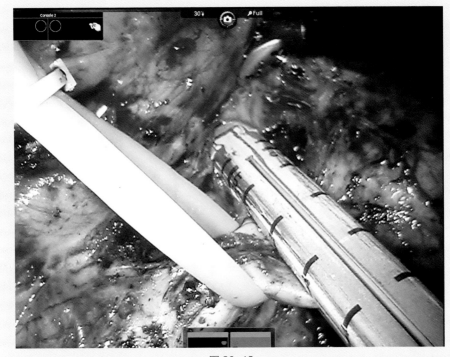

图 20-12

9. 环形游离癌栓段下腔静脉并取出标本：充分游离癌栓段下腔静脉背侧，并离断汇入下腔静脉的腰静脉，此时离断的下腔静脉已完全游离。用标本袋取出离断的下腔静脉（含癌栓）。

10. 行肾根治性切除术：在相同体位下，继续沿肾周脂肪囊分别游离腹侧、背侧及下极。于右肾静脉后方游离出右肾动脉，用 Hem-o-Lok 夹闭后剪断。将肾脏、右侧肾上腺完全游离。在肾下极找出输尿管，向下游离输尿管至近髂嵴水平后上 Hem-o-Lok，切断输尿管。对于左侧病变需要撤出各机器臂及 trocar，改行右侧卧 60°～70° 体位，升高腰桥，按机器人左肾根治性切除术的 trocar 布局放置套管，对接机器人系统并完成手术。

11. 取出标本、止血：置入标本袋，将切下的右肾及肿瘤、右肾上腺和下腔静脉完整取出。检查创面无活动性出血点，在肾窝处放一乳胶引流管，逐层缝合切口，手术结束。术后大标本如图 20-13 所示。

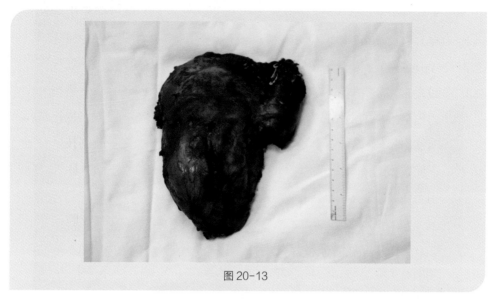

图 20-13

四、术后情况

术后病理：右肾透明细胞癌伴坏死，WHO 分级 Ⅱ 级，癌组织侵犯肾窦脂肪，未累及肾上腺。癌栓侵犯至下腔静脉管壁肌层。

五、术后思考

手术是目前肾癌伴下腔静脉癌栓患者的最有效的治疗手段，但传统的开发手术切口长、创伤大。随着微创手术的普及和开展，肾癌癌栓患者围手术期死亡率及并发症发生率得到明显下降。从最初的腹腔镜动物模型研究，到腹腔镜下处理 Ⅰ～Ⅱ 级下腔静脉癌栓的初步探索，再到最终利用机器人或腹腔镜技术，在多专科协作下成功挑战 Ⅲ～Ⅳ 级癌栓的临床突破，国内外学者针对癌栓领域微创技术和理论的一步步创新，使得该类手术变得相对安全、可行。

如何根据静脉癌栓的解剖学特征进行科学的疾病分类并指导合理的手术策略制定，是降低癌栓手术围手术期死亡率及并发症发生率的关键。在开放手术时代，美国梅奥诊提出的肾癌伴静脉癌栓 Mayo 分级标准（Mayo Clinic Classification）是目前应用最广泛的癌栓分级标准，但临床实践发现其Ⅱ级癌栓定义过于宽泛，不能很好地区分肝后段癌栓手术策略的划分。2017 年发布的《肾癌伴静脉瘤栓北京专家共识》依据"每一级疾病分类对应同一类处理策略"的原则，重新定义了微创技术背景下的下腔静脉癌栓再分类标准，将第一、第二肝门血管和肠系膜上动脉作为制定手术策略的关键解剖标志。

对于静脉壁侵犯、肿瘤与血管内皮严重粘连、腔静脉管腔完全梗阻，以及存在远心端长段血栓的患者，可考虑行下腔静脉离断术。根据左右侧肾癌解剖学差异及血流动力学不同，离断策略有所区别。对于左侧肾癌伴癌栓的患者，因右肾静脉缺乏侧支循环代偿，采取离断策略时需考虑重建右肾静脉区域的下腔静脉远心端，以保证右肾静脉血流可通过侧支循环回流。同时对于超过第二肝门的癌栓患者，可采取节段性离断的策略以保障肝脏的静脉回流。本例患者术前评估癌栓和腔静脉壁关系密切，同时侧支循环建立广泛，拟行下腔静脉离断术并采取节段性离断策略，手术预案和术中操作相一致。

就目前而言，该类复杂手术仍限于有经验的医院开展，尤其对于Ⅲ～Ⅳ级癌栓手术，真正普及还有一定难度，考虑到机器人辅助腹腔镜技术特有的优势，机器人辅助下腔静脉癌栓取出术将是未来发展的方向。

病例 21

结合荧光显影精准精索静脉结扎术

一、病历资料

患者青年男性，主因双侧阴囊坠胀不适 1 年余入院。

现病史：患者长时间站立或运动后明显感觉双侧阴囊坠胀不适，左侧较右侧明显。

既往史：既往体健。

辅助检查：超声提示双侧睾丸大小正常，双侧精索静脉曲张迂曲扩张，左侧 3.5 mm，右侧 3.2 mm，屏气后左侧 4.0 mm，右侧 3.7 mm。

诊断：双侧精索静脉曲张（重度）。

二、诊疗思路

精索静脉曲张（Varicocele，VC）是指精索内蔓状静脉丛的异常扩张、伸长和迂曲，可引起阴囊疼痛不适及继发进行性睾丸功能减退，是临床上男性不育的常见原因之一。据统计，其在原发性男性不育患者中占 30%～40%，在继发性男性不育患者中占 69%～81%，一般多发于左侧。研究证实，精索静脉结扎术可明显改善精液质量，提高配偶怀孕率。目前在国内，泌尿外科医生可选择应用腹腔镜或者显微镜下精索静脉结扎术，均可取得较好的手术效果。显微镜下精索静脉曲张的手术，一般采用经腹股沟或经阴囊途径，需要术者进行显微镜的操作训练，且操作过程中因需要在显微镜下逐根血管分离耗时较长，操作时坐姿较不适，术者易疲劳。

　　腹腔镜下手术方式，多采用经腹腔镜途径，于髂血管附近高位寻找到精索静脉，可应用高清监视系统，仔细分离血管束中动脉、静脉及淋巴管。但因精索内动脉比较细，不易辨别，操作过程中可导致精索动脉血管痉挛，增加辨识难度，并且静脉多有细小分支交叉包绕在动脉周围，传统腹腔镜手术的器械操作精细度有限，分离过程中易导致出血，使分离变得异常困难，所以高清腹腔镜下精索动脉的保留存在两个挑战：一是如何确定目标血管是动脉；二是如何将动脉与淋巴管完整地保留下来。依据这两个挑战，我们采用达·芬奇机器人辅助腹腔镜手术系统，设计了基于荧光显影模式精准确定精索内动脉，依靠达·芬奇机器人精准灵活的操作器械，完整分离精索静脉，充分保留精索内动脉及淋巴管的方案，现将手术情况汇报如下。

三、手术准备

　　1. 体位（图 21-1）：采用小截石位，头低脚高 20°～30°，机器人从两腿之间进入操作区域。

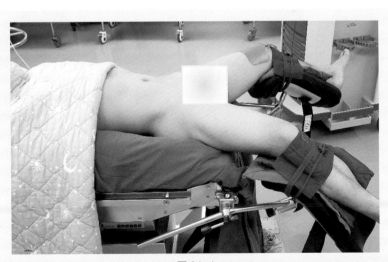

图 21-1

2. 套管布局（图 21-2）：一般机器人手术的套管布局需要一个辅助孔用来协助手术操作，考虑该术式常规腹腔镜是 3 个操作孔，我们取消了辅助孔的设置，镜头孔的位置为肚脐下缘，左右旁开 8 cm。术中纱布条、结扎线通过取出操作臂后进操作臂通道置入腹腔。

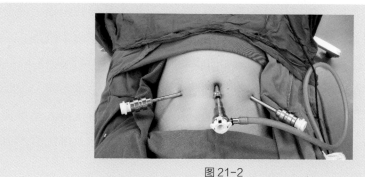

图 21-2

3. 手术器械：镜头采用 8 mm 荧光 3D 镜头，操作器械采用 5 mm 器械，包括 debakey（图 21-3）、电勾（图 21-4）及针持（图 21-5）。

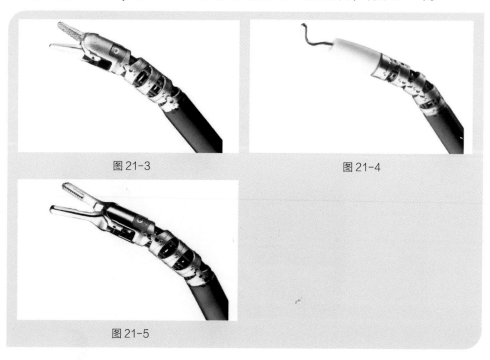

图 21-3

图 21-4

图 21-5

四、手术步骤

1. 建立通道，置入镜头，清理粘连肠管（图 21-6）。

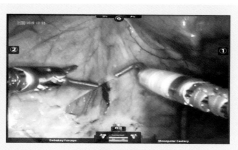

图 21-6

2. 剪开精索表面腹膜，整束游离精索血管束（图 21-7）。

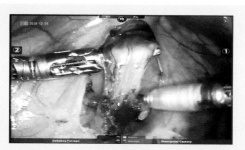

图 21-7

3. 在高清放大的视野下，逐渐游离单根血管（图 21-8），其中包含动脉、静脉、淋巴管（图 21-9），应用纱布垫，垫起整个血管束。（我们

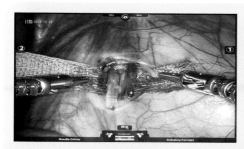

图 21-8

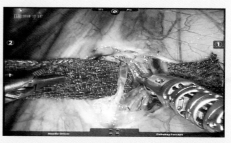

图 21-9

应用蓝色背景，能更好地映衬绿色荧光。）

4. 切换至荧光显影模式（图 21-10）。

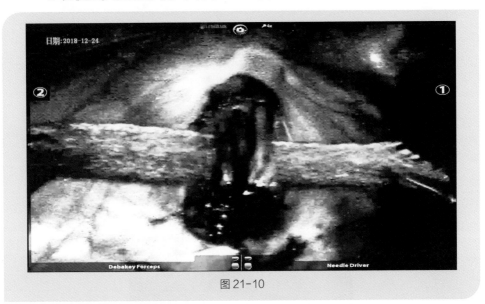

图 21-10

5. 经腕部输液通道给予注射用吲哚菁绿 25 mg 静脉注射。观察睾丸动脉荧光显影，确定动脉（精索动脉显示为绿色，图 21-11）。

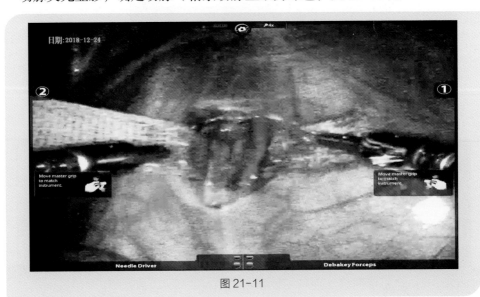

图 21-11

6. 保留动脉及淋巴管后，双重结扎精索静脉（图 21-12）。

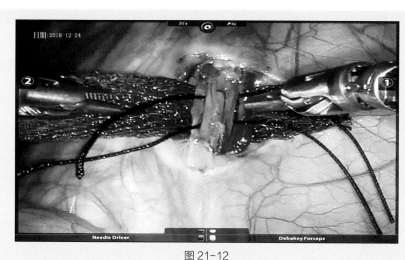

图 21-12

五、术后回顾、文献分析

精索静脉曲张是指精索内蔓状静脉丛的异常扩张、伸长和迂曲，可引起阴囊疼痛不适及继发进行性睾丸功能减退，影响精液质量，可能导致不育。精索静脉的结扎可明显改善精液质量，提高配偶怀孕率。精索由输精管、动脉、静脉、淋巴管及神经组成。营养睾丸的动脉有 3 条，即精索内动脉（睾丸动脉）、精索外动脉（提睾肌动脉）及输精管动脉。精索内动脉是睾丸的主要营养血管，术中充分保留这支动脉，可以降低睾丸血供的影响，减少睾丸萎缩的发生概率，促进睾丸生精功能的逐步恢复，所以各种手术方式都应在充分结扎精索静脉的基础上，尽可能地保留精索内动脉及淋巴管，减少并发症的发生。

开放手术一般采用高位精索血管集束结扎。随着高清腹腔镜手术系统的应用，开始通过仔细分离血管，找寻精索内动脉，但因精索内动脉较细及静脉包绕、血管痉挛等因素，增加了寻找难度，而且没有明确的显影方式来确定动脉情况，可能会将增粗的静脉认为是动脉，增加了术后复发的概率。本手术方法充分利用了腹腔内精索静脉高位的特点，结合吲哚菁绿荧光显影剂和达·芬奇机器人具有荧光影像的优势，术中通过显影时间差，可以准确找到及确定精索内动脉的位置。我们术中通过达·芬奇机器人的高清放大优势，同样观察到透明的淋巴管，并予以保留。机器人可弯曲的细小分离器械，使血管、淋巴管的分离变得容易，做到了充分结扎精索静脉血管，精准地保留了精索内动脉及淋巴管，可减少并发症的风险。

考虑到达·芬奇机器人成人手术器械及辅助孔的使用会增加皮肤创伤，我们采用了 8 mm 小儿镜头及 5 mm 手术器械，不用辅助孔的方式，将皮肤创伤降低到最小。同时术后采用美容缝合的方法缝合切口，增加患者的满意度。根据对术中、术后恢复状况的观察，我们认为该术式操作简单，术中可以精准确定精索内动脉及淋巴管位置，精索内静脉的分离及结扎确定，患者取得了较好的疗效。

病例 22

左侧多发巨大肾肿瘤切除术

一、病历资料

患者男性，46 岁。主因体检发现左肾占位 5 天入院。

现病史：患者 5 天前在当地医院查体，CT 检查结果提示左肾多发占位，最大直径 92 mm，增强期图像可见轻度不均匀强化。无肉眼血尿、尿频、尿急、尿痛、腰痛、寒战高热。患者为求进一步治疗，门诊以"左肾占位"收治入院。

既往史：高血压病史 10 余年，规律服用替米沙坦，平素血压控制可。否认肝炎、结核等传染病病史，否认冠心病、糖尿病、精神病病史，否认外伤手术史。

专科查体：无特殊。

辅助检查：肾增强CT提示左肾可见 2 个肿物，大小分别为 10.9 cm×7.2 cm×6.1 cm 和 9.6 cm×8.2 cm×5.1 cm，形态不佳，密度不均匀，病灶与左侧腰大肌分界不清；增强可见轻度不均匀强化；增强可见大的肿物内供应血管（图 22-1、图 22-2）；增强可见多个肾动脉分支（图 22-3），肾肿瘤与肾血管关系紧密（图 22-4）。PET-CT 提示左肾上极及左肾腰大肌旁有 2 个软组织团块影，大小分别为 9.8 cm×8.5 cm×5.2 cm 和 11.1 cm×7.1 cm×6.2 cm。FDG 摄取不均匀增高。肿块局部推挤胰腺、脾脏、左侧肾上腺、肾动脉及左侧腰大肌，左侧肾周脂肪间隙模糊，考虑恶性可能性大。

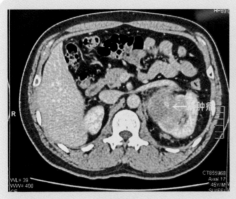

图 22-1

注：肾增强 CT 提示较小的左肾肿瘤，增强可见不均匀强化，边界欠清。

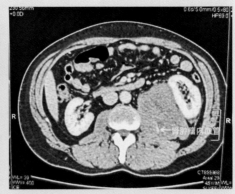

图 22-2

注：肾增强 CT 提示较大的左肾肿瘤，内部见肿瘤供应血管与腰大肌分界不清。

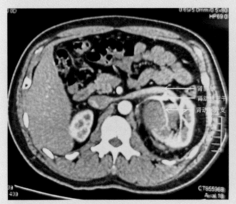

图 22-3

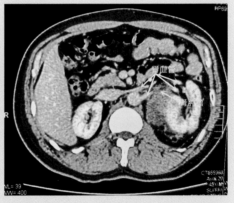

图 22-4

注：肾增强 CT 提示左肾动脉一支分支进入肾肿瘤内部，另一支分支贴肿瘤表面走行。

二、诊疗思路

（一）患者的诊断及诊断依据是什么？

患者 CT 提示左肾多发占位，有不均匀强化，最大直径约 11.1 cm，PET-CT 提示左肾有两个较大软组织团块影，FDG 摄取不均匀增高，根据病史及检查结果，左肾巨大肿瘤诊断明确，恶性可能性大。

（二）患者的治疗方案如何确定？

患者左肾肿瘤诊断明确，影像学检查提示肿瘤体积较大，与周围组织关系不清，恶性可能性大，未发现远处转移。有手术适应证，未发现明显手术禁忌证。术前向患者及家属交代病情，知情同意书签署后，准备在全麻下行机器人辅助腹腔镜下左肾多发巨大肾肿瘤根治性切除术，积极做好术前准备。

（三）手术预案及术前思考有哪些？

该患者左肾肿瘤体积较大，边界欠清，血管复杂，手术难度较大，目前思考预案有如下方面。

手术方式的选择：开放手术还是微创手术。患者肾肿瘤体积大，可能与周围组织粘连，术中分离操作时可能空间受限。肿瘤位于肾门内侧，同肾静脉及肾动脉的关系紧密，分离时可能较为困难，手术操作难度极高。开放手术可以利用手指引导分离组织，有一定的优势，但也有术野暴露差、肾血管暴露困难、手术切口大及术后恢复慢的缺点。因此，腹腔镜手术方式较开放方式更适合。传统腹腔镜方式较机器人手术方式有明显的缺点，比如，手术操作器械灵活性差、视野清晰度差、分离不够精细等。因此，全科讨论的意见为该患者应该行机器人辅助腹腔镜手术，利用高清的3D手术视野、灵活的操作器械等优势，先行肾血管及肿瘤边界游离，然后游离肾脏周围组织，完整切除肾脏及肿瘤。如术中出血多或与周围组织分离困难则及时改开放手术。

肾脏能否保留：该患者肿瘤多发，且体积太大，肾部分切除术无法保证完整切除肿瘤，有肿瘤残留的可能性。从无瘤原则出发，该患者不适宜行肾部分切除术。另外，肿瘤位于肾门内侧，恰巧压迫肾血管，导致肿瘤和肾血管关系紧密，且肿瘤也直接由肾动脉分支供应，导致手术操作难度极大。综合考虑，该患者不符合肾脏部分切除术适应证，符合肾根治性切除术适应证。

肿瘤良恶性的可能：肿瘤多发且体积大，最大直径达 11.1 cm，增强 CT 提示肿瘤不均匀强化，PET-CT 提示 FDG 摄取不均匀增高，考虑恶性可能性大。综合考虑，该患者肾肿瘤恶性可能大，预后不佳。术后需严密复查，如出现转移复发，及时进行进一步处理（靶向、免疫或手术等）。

综上所述，经全科讨论又同患者进行了术前沟通，患者及家属同意采用机器人辅助腹腔镜手术方式，选择肾根治性切除术。为更好地暴露术区和肾血管，我们采用经腹腔入路，术中根据情况，必要时改开放手术。

三、手术步骤

1. 麻醉及体位：采用气管插管全身麻醉，右侧斜卧位，60°～70°。
2. 打开左侧结肠旁沟（图 22-5）。
3. 剪开后腹膜，进入肾周间隙（图 22-6）。

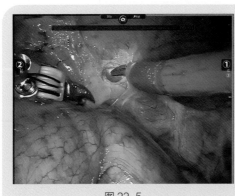 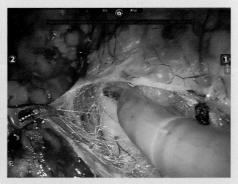

图 22-5　　　　　　　　　　　　　　图 22-6

4. 将降结肠牵向内侧（图 22-7）。
5. 紧贴肾内侧游离，找到肾静脉（图 22-8）。

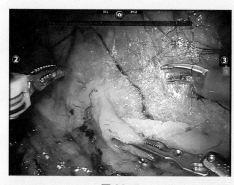
图 22-7

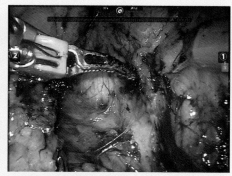
图 22-8

6. 沿肾静脉向下游离，找到生殖静脉（图 22-9）。

7. 沿生殖静脉内侧向深面游离（图 22-10）。

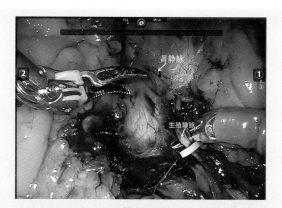
图 22-9

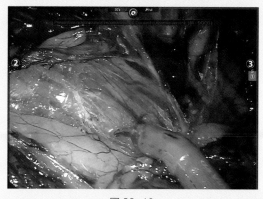
图 22-10

8. 在肾静脉下方，肾脏内侧游离出一支肾动脉分支（图 22-11）。

9. 游离肾动脉主干（图 22-12），夹闭后离断。

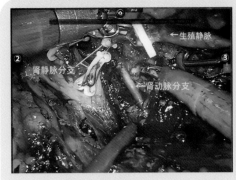
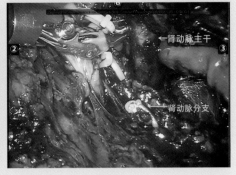

图 22-11   图 22-12

10. 在肾静脉上方游离，找到肾上腺中央静脉（图 22-13）。

11. 游离肾静脉，夹闭后离断（图 22-14）。

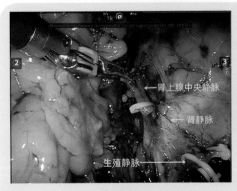
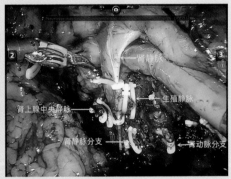

图 22-13   图 22-14

12. 继续向深面游离，找到另一支肾动脉分支（图 22-15）。

13. 在腰大肌平面游离肾脏背侧（图 22-16）。

14. 挑起肾脏，在肾下极内侧找到输尿管（图 22-17）。

15. 游离肾脏外侧（图 22-18）。

16. 肾脏背侧游离出一支肾动脉分支（图 22-19）。

17. 游离肾中上部的外侧（图 22-20）。

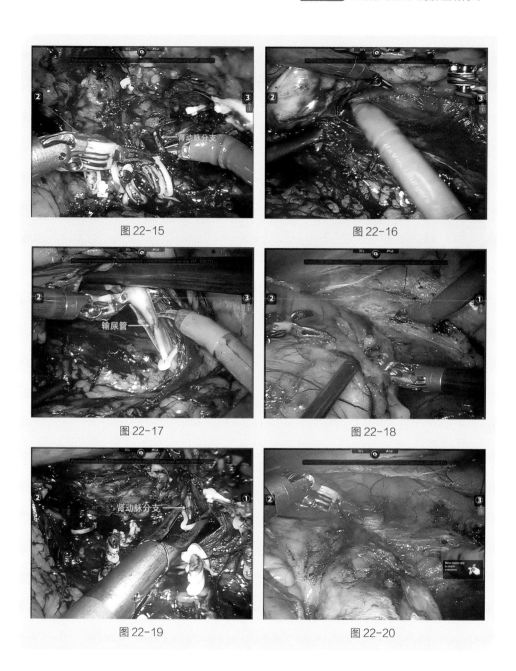

图 22-15

图 22-16

图 22-17

图 22-18

图 22-19

图 22-20

18. 挑起肾脏，在背侧游离出一支肿瘤供应血管（图 22-21）。

19. 肾标本：剖开见 2 个肾肿瘤（图 22-22）。

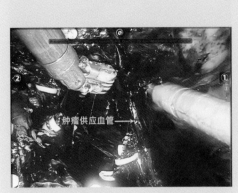
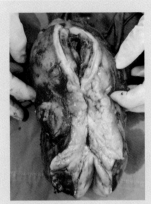

图 22-21   图 22-22

四、术中情况讨论

依据术前诊断及手术预案，我们考虑此肿瘤切除过程几个关键步骤：①肾动脉及分支的游离；②肾静脉与肿瘤间隙的分离；③肿瘤供应血管的游离；④肾肿瘤的游离；⑤肾上腺中央静脉的游离。

麻醉完全后，患者右侧斜卧位，铺消毒铺巾。于脐外上 4 cm 放置 12 mm trocar 作为镜头通道，在通过镜头孔并与脐正中线平行的线上，于左侧肋缘下方置入 8 mm trocar，作为 2 臂通道；在镜头孔下方 8 cm 处放置 8 mm trocar，作为 3 臂通道；在镜头孔下外侧 8 cm 处放置 8 mm trocar，作为 1 臂通道；在镜头通道与 2 臂通道中点内侧脐上方放置 12 mm trocar，作为助手操作通道。直视下置入机器人操作器械。进入腹腔后，未见明显肠粘连，沿左侧结肠旁沟打开后腹膜，将降结肠推向内侧。在肾上极内侧找到肾肿瘤，在肾内侧游离肾静脉，然后向下寻找生殖血管，游离后夹闭并离断。在生殖血管内侧向深面游离，找到腰大肌，向上分离。可见一支肾动脉分支，夹闭后离断。离断后即见到肾动脉主干，游离夹闭后予以离断。游离出肾静脉，在肾静脉上方游离出肾上腺中央静脉，夹闭后离断。继续游离肾静脉，夹闭后离断。继续向深面游离，找到一支肾动脉分支，夹闭后离断。肾肿物较大，与周围组织粘连，仔细予以分离。分离肾背侧时，找到一支肿瘤供应血管，分离后离断。

五、术后回顾与思考

患者术后病理为（左肾）脂肪肉瘤。脂肪肉瘤是恶性软组织肉瘤中较常见的一种，多见于45岁以上男性，好发于四肢，小部分发生于腹膜后，肾脏脂肪肉瘤临床罕见。目前发病原因尚不清楚，可能与遗传、创伤、化学刺激、内分泌因素及射线有关。肿瘤来源于肾实质、被膜及肾盂内的间叶组织，发生于实质者约占80%，发生于肾盂者约占20%。肿瘤直径多在3～10 cm，形状多为结节状或分叶状，质软或稍硬。本例患者为46岁男性，肿瘤直径分别为11 cm和9 cm，符合该病流行病学特征。

患者常缺乏特异性临床表现，不易发现，发现时多数肿瘤已较大，患者通常以腹部巨大包块就诊。当肿瘤体积逐渐增大，患者出现压迫肾脏及邻近器官所致的临床症状，最常见的有腰腹痛、食欲不振等，腹部触诊可触及包块。亦可有低热、乏力、贫血、白细胞增高等表现。如果肿瘤侵犯腰丛、骶神经根，可表现为腰背部和下肢痛。本例患者肿瘤直径已达11 cm，但患者仍无明显症状，在CT检查后发现，符合该病临床表现特征。

肾脂肪肉瘤的诊断主要依靠影像学检查和病理学检查。影像学检查包括B超、CT和MRI，三者均可以发现肿物，但CT和MRI能更好地评价肿物的大小、肿物与周围脏器的关系、侵犯范围及区域淋巴结情况等。但是肾脂肪肉瘤的确诊还需依靠病理学检查。本例患者术前并未明确诊断，因为术前CT检查中未见明显的脂肪成分，没有典型的脂肪肉瘤影像学特征。术后根据病理结果明确肾脂肪肉瘤的诊断。

肾脂肪肉瘤首选的治疗方法是手术治疗。该患者肿瘤多发且体积大，故选择了肾根治性切除术。术中未见与肠道、脾脏等的粘连，故仔细分离后予以完整切除肾脏及肿瘤。

对病理学检查提示低分化肉瘤、瘤体超过 10 cm 大小或手术不能完全切除的情况下，术后可以配合放射治疗或化疗。由于缺乏随机对照研究的证据，放疗和化疗的疗效目前仍存在争议。

术前我们就发现左肾及肾肿瘤血供丰富、血管复杂。结合影像资料，我们发现肾动脉的两支分支，其中一支进入肾肿瘤内部，另一支紧贴肿瘤表面走行，肾肿瘤内可见明显供应血管。术中证实了我们术前的判断。术中，除肾动脉主干外，我们另外分离出肾动脉分支血管 2 支，肿瘤供应血管 1 支。另外，除肾静脉主干外，还有 1 支肾静脉分支血管。

术后我们回顾病例，对于复杂的血管情况仍然心有余悸，稍有不慎，会出现严重的出血事件。

我们的经验总结：术前仔细阅片，对动脉走行、分支及数目做到心中有数，术中分离要细致，不要贸然锐性剪切组织，否则损伤动脉分支血管会导致大量失血。